Unser besonderer Dank ...

... gilt den Unternehmen, die uns bei der Umsetzung des LOW FETT 30-Konzeptes unterstützen und mit ihrem Engagement dafür sorgen, daß „normale" Verbraucher ohne spezielle Ernährungskenntnisse ihr Gewicht auf natürliche Weise senken können ... OHNE Diätplan.

Sicher haben Sie Verständnis dafür, daß es uns erst durch die Kooperation mit der Industrie möglich wurde, dieses Buch zu realisieren ... was zusätzlich den Vorteil hat, daß Sie beim Einkaufen nicht lange suchen müssen. Zu wissen, welche Produkte definitiv LOW FETT 30 sind, erspart Ihnen eine Menge Zeit!

Wir hoffen, daß LOW FETT 30 den Erfolg bekommt, den es verdient. Es ist ein rundherum ehrliches, verbraucherfreundliches und ganzheitliches Konzept, das eine Brücke zwischen den aktuellen Erkenntnissen der Ernährungs-und Sportmedizin hin zu denen schlägt, die gesünder leben möchten, ohne dabei auf Lebensqualität zu verzichten.

Für die Zukunft wünschen wir uns, daß es uns gelingt, unsere Vision von einheitlich gekennzeichneten Lebensmitteln, verbunden mit einem machbaren Bewegungsprogramm für mehr oder minder übergewichtige Einsteiger zu verwirklichen und daß aufgrund der Aktivitäten rund um LOW FETT 30 kalorienreduzierte Diäten, wie man sie uns seit Jahrzehnten als Allheilmittel verkauft, endlich an Zulauf verlieren.

agrarfrost GERMANY
Apollinaris The Queen of Table Waters®
Brandt
FALKEN
3 GLOCKEN
HARIBO
Herta® ...eben drum!
Kühne
Kühne schmeckt
Müller's Mühle
POLAR® Herzfrequenz-Meßgeräte
Wolf Bergstrasse

Inhalt

Pölsterchen an den falschen Stellen ... kaum einer, der nicht klagt. „Besitzer“ von kleinen Speckfältchen bis hin zu Rettungsringen hungern und verzehren sich, um schön, schlank und vital zu werden.

Weil es nur die Wenigsten schaffen, plagt den Rest das schlechte Gewissen: Bei jeder Delikatesse, Bissen für Bissen, kämpfen sie die innere Alarmanlage nieder, um dann irgendwann - zum wievielten Mal eigentlich ?? - die Notbremse zu ziehen:
Ab diesem Stichtag ist kein Pulver zu teuer, keine Anweisung zu kompliziert ... und es kann gar nicht scheußlich genug schmecken ... um dem großen Traum von der makellosen Taille, den gazellengleichen Beinen, den wohlgeformten Armen ein bißchen näherzukommen. Die oft beneideten Schlanken dagegen finden sich nicht üppig genug, lassen ihren Busen aufpumpen und die Fältchen mit Collagen unterspritzen. Schwarze Popstars bleichen sich auf Cappuccino-Farbe und zerhacken ihre Nase, es wird geliftet und geschnibbelt ... mal ganz ehrlich: Sind wir eigentlich noch zu retten?

NOCH EIN HINWEIS!

Das LOW FETT 30-Programm sollten Sie nur dann in Eigenregie durchführen, wenn Sie zwar übergewichtig, aber weitgehend gesund sind. Falls Sie wegen Stoffwechselstörungen (Diabetes) oder Herzkreislauferkrankungen in Behandlung sind, ist es erforderlich, das Programm auf Ihre Therapie abzustimmen.

Vor lauter Schönheiten im Fernsehen haben wir völlig verdrängt, daß unser eigenes Wohlbefinden und unsere Gesundheit die Richtung weisen sollten, und Ziele, die wir uns aus eigenem Antrieb setzen, müßten zumindest so realistisch sein, daß wir überhaupt annähernd die Chance haben, sie zu erreichen.

Mit diesem Buch werden wir Ihnen zeigen, welche Maßnahmen Ihnen helfen können, sich besser zu fühlen und wie Sie zu diesem Wohlbefinden gelangen, ohne für die nächsten Wochen, Monate - oder den Rest Ihres Lebens - Ihre gute Laune und Ihre Leistungsfähigkeit einzubüßen und OHNE DIÄT !

Wir klären Sie einfach ein bißchen auf ... und Sie werden sehen, ab jetzt wird Ihr Leben rundherum leichter !

Kleiner Test ... nur so zum Spaß

Dieser Test wurde nicht von Psychologen ausgearbeitet, sondern seine Inhalte wurden durch Befragungen in unseren LOW FETT 30-Gruppen festgestellt. Sie müssen nicht drauf antworten, lesen Sie die nächsten Zeilen einfach nur durch!

- **Ich esse schnell**
- **Ich esse auch ohne Hunger**
- **Richtiges Hungergefühl habe ich selten**
- **Ich esse aus Frust**
- **Ich esse aus Langeweile**
- **Eine Tafel Schokolade als Zwischenmahlzeit? Kein Problem !**
- **Ich kann mich oft selbst nicht ansehen**
- **Ich liebe Süßigkeiten**
- **Ich lasse selten eine Mahlzeit aus**
- **Wenn ich traurig bin, tröste ich mich mit Essen**
- **Kleider einzukaufen ist für mich eine Tortur**
- **Ich bin kein sehr sportlicher Typ**
- **Ich esse nicht, bis ich satt bin, sondern bis ich „voll" bin**
- **Ich esse zwischen den Mahlzeiten**
- **Ich habe viel Stress**
- **Ich esse unregelmäßig**
- **Ich finde mich nicht attraktiv**

Na, wie oft haben Sie im Geiste genickt? Das Gemeine daran ist, daß Schlanke bei einem großen Teil dieser Fragen nur verständnislos mit dem Kopf schütteln. Wer dagegen mit dem Gewicht kämpft, findet kaum eine Möglichkeit, aus Überzeugung mit „Nein" zu antworten.
Das ist eigentlich auch der Grund, warum normale Diäten bei Übergewichtigen keinen dauerhaften Erfolg bringen. Übergewicht beginnt beim Eßverhalten, vor allem bei den Auslösern, warum man überhaupt ißt. Für jemanden, der gerne (viel) ißt, gehört eine Diät in die Folterkammer des Computerzeitalters.

Keine Diät

Vergessen Sie bitte Diäten. Es ist erwiesen, daß 98% aller Menschen, die eine Diät erfolgreich durchgehalten haben, schon nach kurzer Zeit wieder so viel zunehmen, daß sie im Endeffekt MEHR wiegen als vorher.
Die meisten wissen es aus eigener Erfahrung: Diäten und Diätpläne, wie wir sie kennen, sind nicht geeignet, langfristig leichter zu werden. Denn die Diät ändert vielleicht für eine kurze Zeit das momentane Gewicht, aber weder die Lust am Essen noch die Einstellung dazu. Bestes Beispiel ist das Heilfasten: Beim ersten Mal nimmt man richtig ab ... aber legt danach auch wieder zu. Beim zweiten Mal ist der Gewichtsverlust nicht mehr so

drastisch. Und mit jedem Mal Heilfasten nimmt man weniger ab, so daß es im Endeffekt auf eine Gewichtszunahme hinausläuft. Trotzdem ist Heilfasten eine sehr gesunde Sache, weil der Körper entschlackt und entgiftet ... es ist eben nur nicht geeignet, dauerhaft Gewicht zu verlieren.

SEELENTRÖSTER

Will zwar keiner hören, dennoch: Übergewicht ist häufig eine Art „Schutzpanzer" gegen die Umwelt, gegen Streß, gegen Ärger und Beziehungsprobleme. Die meisten Übergewichtigen sind ziemlich gutmütig. Es kann sein, daß sich Ihr Gewicht schon nach unten verändert, wenn Sie lernen, „Nein" zu sagen, ohne dabei ein schlechtes Gewissen zu haben. Wenn Sie lernen, Grenzen zu setzen, hin zu den Menschen, die Ihnen auf der Seele ´rumtrampeln. Wenn Sie sich selbst in den Mittelpunkt stellen und nicht für alle und jeden die Probleme lösen. Lassen Sie diesen Gedanken einfach ein bißchen an sich heran.

Bedenken Sie auch:

Mit jeder Diät, mit jedem Essensplan, dem Sie folgen, wird Ihr Eßverhalten unnormaler: Statt zu Essen, wenn man Hunger hat, wird Essen zum zentralen Thema. Mit jeder Diät verschärft sich das Problem, bis sich schließlich das ganze Leben nur noch irgendwie ums Essen (oder Nicht-Essen) dreht. Hinzukommt, daß das Essen zu keiner Zeit verlockender ist als zu Beginn einer neuen Diät. Der Magen knurrt am ersten Diättag schon vor dem Aufstehen, und ab sofort kreisen alle Gedanken um die einzelnen Rationen (schon in dem Moment, wo man sein Knäckebrot mit der halben Scheibe Käse und der Viertel Tomate mümmelt, malt man sich die nächste Mahlzeit laut Plan in den tollsten Farben aus) ... und nach ein paar Tagen leidet man an Verfolgungswahn: Auf allen Kanälen läuft Werbung für Fertiggerichte, der Pizzalieferant klingelt beim Nachbarn - und der Duft von Pizza Funghi zieht durch die verschlossene Wohnungstür - , der Bäcker preist seinen neuen Obstkuchen an und an der Tankstelle ist Staffellauf durch Berge von Schokoriegeln angesagt.

Der Megafrust kommt endgültig, wenn man auf die Waage steigt. Man kann von Glück sagen, wenn man nicht zugenommen hat und nach einer Woche knurrendem Magen und schlappen Knien sind maximal 3 Kilo weg (und Sie und wir wissen: Mindestens 50% davon waren Wasser!).

Also: Vergessen Sie´s.
Ab heute keine Diät mehr.

Sie dürfen essen,
Sie sollen essen,
Sie müssen essen.

Die nächsten Seiten werden Ihr Leben verändern

Die Nahrungsbausteine

Unsere Nahrung besteht aus Kohlenhydraten, Proteinen/Eiweiß und Fetten. Bei der Verdauung baut der Körper zuerst die Kohlenhydrate ab, danach die Proteine und wenn ihm das als Energie immer noch nicht reicht, weil er einfach mehr leisten muß, die Fette.

Braucht er die Fette für seine Leistung nicht, schiebt er sie in die Depots für schlechte Zeiten ... und macht Fettröllchen draus.

1g Kohlenhydrate ≈ 4 kcal
1g Protein ≈ 4 kcal
1g Fett ≈ 9 kcal
- AHA !

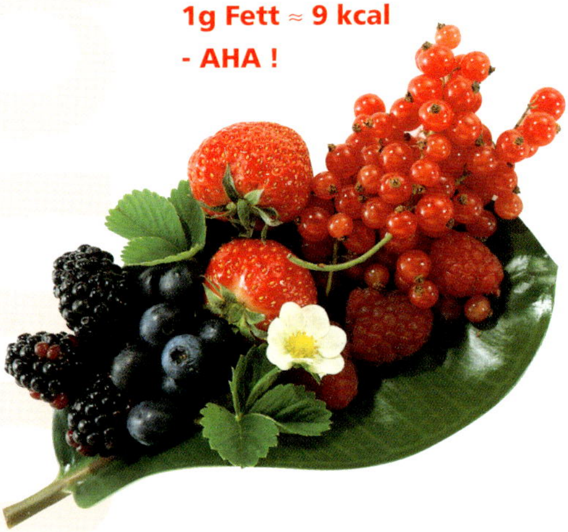

Und jetzt kommt´s!

Wer gesund leben möchte, sollte darauf achten, daß maximal 30% seiner Kalorien aus dem Fett stammen.

ACHTUNG

nicht verwechseln: 30% der Kalorien aus Fett ist viel, viel weniger als 30% Fettanteil! Lebensmittel mit 30% Fett (oder Fett in Trockenmasse) haben in der Regel ab 60% der Kalorien aus Fett.

Das ist die Empfehlung der Deutschen Gesellschaft für Ernährung, stellvertretend für die gesamte Riege der Ernährungsforscher.

In Deutschland werden aber 45% und mehr der täglichen Nahrung aus Fettkalorien bestritten .... und das ist der entscheidende Grund, warum so viele Menschen mit dem Gewicht zu kämpfen haben.

Wenn Sie also abnehmen wollen und gesund leben möchten, dann sollten nur maximal 30% Ihrer Kalorien, die Sie zu sich nehmen, aus Fetten stammen.

Der totale Wahnsinn daran ist: Sie können, wenn Sie bisher nach bundesdeutscher Auffassung „normal" gegessen haben, das Abnehmen gar nicht verhindern. Essen Sie sich also richtig vernünftig satt: Essen Sie ein dickes Brot mit Quark und Marmelade, mümmeln

Sie eine Schüssel Flockenmüsli, nehmen Sie sich eine Packung Zwieback ins Büro und knabbern Sie einen nach dem anderen, dazu Äpfel, Kohlrabis, einen Bund Möhren ??? Oder noch eine Birne dazu und abends eine Riesenportion Nudeln mit Tomatensauce und frischem Basilikum. Ach so: Süßigkeiten dürfen Sie auch essen, Sie machen ja keine Diät. Die Packung Gummibärchen, Gummifrösche, Colaflaschen oder Teufelchen .... her damit. Kein Problem. Abends beim Fernsehen? Laugengebäck und PomPomeris, das sind gebackene „Chips" des Herstellers Wolff Bergstraße, die einzigen uns bekannten Kartoffelsnacks, die LOW FETT 30 sind.
Sogar auf Pommes müssen Sie nicht verzichten ... Backfrittes (möglichst noch auf fettsaugendem Backpapier zubereitet) sind ebenfalls LOW FETT 30.
Fleisch, Gemüse, Quark und Fisch, Joghurt, Brot und Nudeln, Kuchen, Knabbersachen und Fertiggerichte, Pizzas .... Herz, was willst Du mehr. Es gibt von nahezu allen Lebensmitteln Produkte, die nach der Fettformel nicht mehr als 30% der Kalorien aus dem Fett haben. Wir werden Ihnen diese Lebensmittel in diesem Buch vorstellen.

UND DAS RECHNET MAN SO:

$$\frac{\text{Gramm Fett} \times 9\ \text{kcal} \times 100}{\text{Gesamtkalorien}}$$
= % der Kalorien aus dem Fett

BEISPIEL 1:

1 Tütensuppe, „Minestrone", gesamt 135 kcal. hat 2 g Fett. Damit hat sie nur 13,33 % der Kalorien aus dem Fett.

$$\frac{2\text{g Fett} \times 9\ \text{kcal} \times 100}{135\ \text{kcal Gesamt}}$$
= 13,33 % der Kalorien aus dem Fett

BEISPIEL 2:

Eine Diätwurst, 100g = 310 kcal. hat 24g Fett = 69,68 %.

$$\frac{24\text{g Fett} \times 9\ \text{kcal} \times 100}{310\ \text{kcal Gesamt}}$$
= 69,68 % der Kalorien aus dem Fett

Fettpillen ....

Die ersten Medikamente gegen den dicken Bauch erobern jetzt den Markt. Unsere Meinung dazu? Naja, es ginge selbstverständlich auch ohne:
Wer kaum Fett ißt, muß keine Medikamente gegen die Fettaufnahme des Körpers schlucken.
Aaaaber: Mit Pille fällt manchem die Umstellung auf fettarme Kost leichter. Wichtig ist dabei, daß man seinen Lebensstil ändert und nicht Orgien feiert und die Folgen dann durch Arzneimittel neutralisiert.
Wenn Sie also langfristig Erfolg haben möchten und nicht sofort wieder zunehmen wollen, dann kommen Sie um eine Umstellung Ihrer Eßgewohnheiten nicht herum.

IRRTUM AUSGESCHLOSSEN:

Wer nur Lebensmittel im Haus hat, die schon LOW FETT 30 sind, kann gar nichts mehr falsch machen. Selbst gelegentliche Freßanfälle sind dann kein gravierendes Problem mehr.

Unser Bestreben ist es, die Industrie dazu zu bewegen, alle entsprechenden Lebensmittel einheitlich mit dem Logo des LOW FETT e.V. zu kennzeichnen.

LOW FETT
max. 30% der Gesamtkalorien aus Fett

So könnten Sie durch die Supermärkte gehen und würden schon von Weitem erkennen können, welche Produkte maximal 30% ihrer Kalorien aus dem Fett haben.

Falls Sie das auch für eine gute Idee halten, bitten wir um Ihre Stimme: In diesem Büchlein ist eine Wahlkarte integriert, schicken Sie diese bitte ausgefüllt an uns zurück, damit wir auch genügend gute Argumente haben.

Wir wissen inzwischen, daß die Industrie fertige Produkte in der Schublade hat, die das Kriterium „max. 30% der Kalorien aus dem Fett" erfüllen ... und mit deren Einführung noch gewartet wird, weil sich die Manager der Foodindustrie nicht sicher sind, ob wir Verbraucher solche Produkte kaufen würden. Wir würden, liebe Nahrungsmittelindustrie, wir würden!!!

Davon möchten wir unsere Gesprächspartner gerne überzeugen. Helfen Sie uns dabei.

LÄNGST GEMERKT:

Nicht überall wo „Diät", „fettarm", „light" oder „fettreduziert" draufsteht, ist ´was Fettarmes drin.

KEINESWEGS.

Die Bezeichnungen beziehen sich auf das jeweilige Ursprungsprodukt: Die fettarme „Fälschung" muß 40% weniger Fett haben als ihr Original. Wenn aber das Original Salami, Butter oder Delikateßsalat ist, ist die fettarme Version immer noch viel zu fett, um in die Empfehlung zu passen.
Bei „DIÄT" handelt es sich überwiegend um Diabetiker-Produkte: Sie haben genausoviel Fett und ebensoviele Kalorien wie das Original, lediglich der normale Zucker wurde durch Fruchtzucker ersetzt. Der Begriff „light" kann sich auf das Fett oder auf den Zucker beziehen. Man findet „light" häufig bei Milchprodukten und bei Getränken.

Die beste Nachricht

Wenn Sie Ihre Nahrung so umstellen, daß Sie einerseits satt werden, aber andererseits Fett reduzieren, werden Sie abnehmen und wenn Sie dieses Ernährungskonzept beibehalten, wird es für Sie nahezu unmöglich sein, zuzunehmen. Denn der Umbau von Kohlenhydraten in Fett ist für den Körper schwieriger (im Gegensatz zur Einlagerung von Fett in die Depots kostet der Umbau von Kohlenhydraten in Fett 25% der zugeführten Energie). Sie können sich also an Kohlenhydraten und auch an Proteinen bedenkenlos satt essen (wohlgemerkt: Nicht „vollfressen"). Für den Stoffwechsel holt Ihr Körper dann die dazu notwendigen Fette aus seinen Depots, die Folge ist, die Fettpölsterchen schwinden.

Achtung: Das funktioniert um so besser, je höher der Prozent-Anteil der Kohlenhydrate in der Nahrung ist.

Limit „Fett in Gramm"

Die Deutsche Gesellschaft für Ernährung empfiehlt ebenfalls, die Aufnahme von Fett auf 60g (Frauen) bis 80g (Männer) täglich zu beschränken.
Derzeit sind es - auf stark Übergewichtige trifft das natürlich wieder mehr zu als auf Normalgewichtige - 150g Fett und mehr pro Tag.

Wenn Sie es schaffen, Ihren heutigen Fettkonsum konstant um 30g pro Tag zu senken, wird der Gewichtsverlust nach einem halben Jahr mindestens 7kg betragen ... das ist doch was!

Sparprogramm

Am einfachsten ist es, nur Produkte zu kaufen, die die Fettformel erfüllen. Damit ist es absolut unmöglich, zu viel Fett zu essen. Milch mit 1,5% Fett hat weniger als 30% der Kalorien aus dem Fett. Pro 200ml - also bei einem Glas Milch, der Milch über dem Müsli oder bei 3-4 Milchkaffee - haben Sie schon 5 Gramm Fett gespart. Oder statt 50 Gramm Käse (45% Fett in Trockenmasse) legen Sie sich 50 Gramm mageren gekochten Schinken auf's Brot.
Fett-Ersparnis in Gramm: Etwa 14g.
Mit etwas Phantasie machen Sie die tollsten Snacks und die leckersten Gerichte, Sie können Fertiggerichte kaufen - müssen deshalb auch nicht ständig selbst kochen - und essen gehen können Sie ebenfalls .. wenngleich das eigentlich am Schwierigsten ist.
Aber auch hier haben wir praktikable Vorschläge für Sie.

Vorsicht: Der Körper braucht Fett

Ganz ohne Fett geht es dennoch nicht.
Es gibt drei Sorten von Fetten:
Gesättigte (überwiegend tierische)

FETT IST FETT

Für die Berechnung mit der Fettformel ist es gehupft wie gesprungen, ob das Fett gesättigt„ einfach - oder mehrfach ungesättigt ist. 1 Gramm Fett hat 9 kcal... und basta..

Fette, einfach ungesättigte (z.B. in Sonnenblumenöl) und mehrfach ungesättigte Fette, die man zu etwa gleichen Teilen essen soll. Einige ungesättigte Fette sind für den Körper essentiell, das heißt lebensnotwendig, und da der Körper sie nicht selbst bilden kann, müssen sie von außen zugeführt werden. Es genügen aber geringe Mengen davon und man muß diese Fette auch nicht

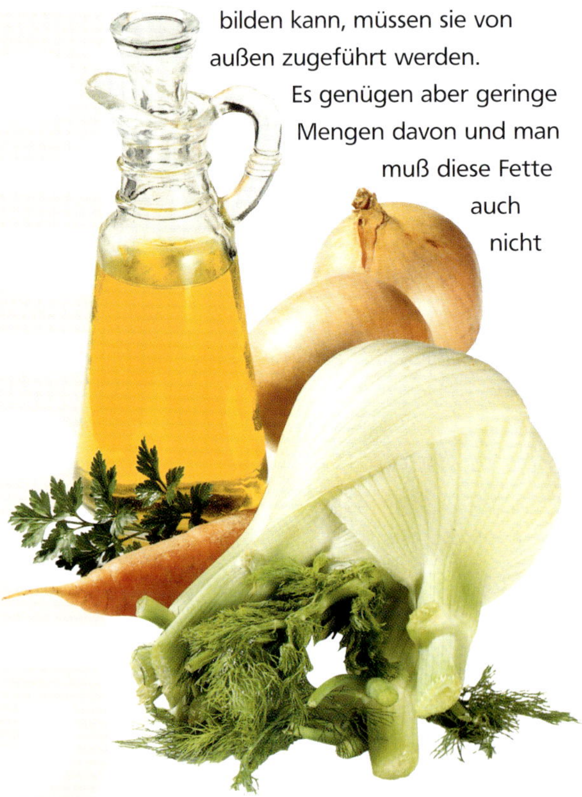

unbedingt jeden Tag zuführen. Ideale Lieferanten von ungesättigten Fetten sind Seefisch, Kerne und Nüsse. Sie sollten öfter 'mal Seefisch (nach Möglichkeit wild lebende Fische, da das Futter der „Farmfische" weniger hochwertige Fettsäuren enthält ... was sich natürlich auch auf den Gehalt der Fettsäuren im Fisch selbst auswirkt) essen und ab und zu ein paar Walnüsse oder Sonnenblumenkerne, wenn Sie gerade 'mal keine Lust auf Salat haben.

Aber denken Sie dran:

Es genügen geringste Mengen davon. Es gibt viele Salatrezepte, in denen 100ml Öl für die Zubereitung empfohlen werden. Das ist viel zu viel Fett. Für den Organismus bringt es überhaupt keine Vorteile und ein in Öl ersäuftes Salatblatt ist nicht mehr knackig, sondern matschig und schlapp.

Zutatenlisten

In der Zutatenliste müssen alle Zutaten aufgeführt werden in der absteigenden Reihenfolge ihres Anteils. Je weiter „hinten" das Fett (gehärtete Fette, Pflanzenöle, Butterfett, pflanzliche Fette... hier gibt es eine ganze Reihe von Bezeichnungen) aufgeführt wird, umso weniger Fett ist enthalten. Richtig interessant sind die Zutatenlisten von Fertigprodukten, aber auch

die von süßem Gebäck wie Plätzchen oder Kuchen. Spannend auch, wieviele verschiedene Sorten Fett in Nahrungsmitteln verarbeitet werden.
Wer längere Zeit nahezu vollständig auf Fett in der Nahrung verzichtet, könnte nach einer Weile (nach ca. 3-4 Wochen) einen unsagbaren Appetit auf alles Eßbare bekommen. Dieser Appetit ist auch nicht mit großen Mengen Nudeln, Reis oder Gemüse zu stillen. Essen Sie dann ein Brot mit einem TL Margarine. Sie werden sehen, danach ist der Appetit wie weggeblasen. Das liegt vermutlich daran, daß Ihnen Ihr Körper den Mangel an essentiellen Fettsäuren zeigt und sofort aufhört, Sie daran zu erinnern, wenn Sie ihm die lebenswichtigen Fette geben.

Kalorienbedarf

Jeder Körper benötigt einen sog. „Grundumsatz" an Kalorien, damit er seine normalen Funktionen (Körperwärme, Atmung, Verdauung, etc. etc.) erfüllen kann. Der Grundumsatz ist abhängig vom Körpergewicht und vom Alter. Man kann sagen, daß - im Verhältnis zum Körpergewicht - der Grundumsatz mit zunehmendem Alter sinkt, Männer einen höheren Umsatz haben als Frauen und Muskelmasse mehr Grundumsatz fordert als Fettmasse. Also: Je trainierter Sie sind, umso höher ist allein schon Ihr Grundumsatz. Durch körperliche Leistung wie Sport oder Muskelarbeit erhöhen Sie zusätzlich Ihren Energiebedarf.
Leider längst nicht so viel, wie wir oft denken.
Hier eine Aufstellung:

Verbrauchswerte bei folgender Tätigkeit

(Körpergewicht 65-70kg/10 Minuten):

Hausarbeit	**41kcal**
Rasenmähen (mit Motormäher)	**41kcal**
Kegeln	**67kcal**
Golf	**40kcal**
Tanzen (mäßig)	**42kcal**
Schwimmen, Kraul, langsam	**48kcal**
Gehen / walken (4,5 km/h)	**45kcal**
Treppensteigen (aufwärts)	**175kcal**

Quelle: Sporthochschule Köln, Institut f. Kreislaufforschung

Ein langer, heißer Kuß kostet übrigens auch fast 100kcal .... und eine leidenschaftliche Nacht 500kcal. Das ist doch 'mal eine richtig gute Nachricht!

Einen Moment bitte!

Lehnen Sie sich 'mal kurz zurück und denken Sie an den Verlauf der letzten Tage und Wochen: Was und wie haben Sie gegessen, wieviel und wie intensiv haben Sie sich bewegt? Sie sehen es vor sich?

Das bedeutet, wenn Sie diese Lebensweise nur etwas verändern - weniger Fett essen, mehr Bewegung - müßte sich das auf Ihr Wohlbefinden auswirken: Sie werden abnehmen und Sie werden fit, wenn Sie Fett beim Essen einsparen und nur maximal 30% der Kalorien aus dem Fett zu sich nehmen und - das ist ganz, ganz wichtig - dabei aber bitte nicht hungern.
Bewegen Sie sich auch nicht von jetzt auf gleich so viel wie ein Berufssportler, sondern leben Sie Ihren Alltag einfach ein bißchen dynamischer: Nehmen Sie die Treppen, nicht den Lift, gehen Sie mit dem Hund stramm spazieren und schlendern Sie nicht nur von Busch zu Busch. Auch mit den Kindern Radfahren, auf den Spiel- und Bolzplatz gehen und mitmachen, sich tolle Musik auflegen und dazu ein bißchen tanzen oder nur beim Staubsaugen und Putzen einen Zahn zulegen, all das verbessert Ihre persönliche Energiebilanz.

Wenn Sie den Erfolg beschleunigen wollen, sollten Sie 2 bis 3 Mal in der Woche Sport treiben, am besten unter Anleitung von entsprechend ausgebildeten Trainern. Überreden Sie eine Freundin oder einen Freund dazu, ebenfalls aktiv zu werden: Wer zum Sport verabredet ist, tut sich so bei akuter Unlust leichter, den inneren Schweinehund zu überwinden.

KINDER UND LOW FETT 30

Quälen Sie Kinder nicht mit Verboten und schon gar nicht mit Diäten. Wenn Ihr Kind zu dick ist, sorgen Sie vor allem für mehr Bewegung und weniger Fernsehen - machen Sie beim Sport mit, und ordnen Sie Bewegung nicht nur an. Geben Sie ihm nur Süßigkeiten, die LOW FETT 30 sind. Machen Sie kein großes Aufhebens um seine Figur, um das was es ißt und wie es aussieht.
Je mehr Sie seine Figur thematisieren, um so mehr wird sie für Ihr Kind zum hartnäckigen Problem.

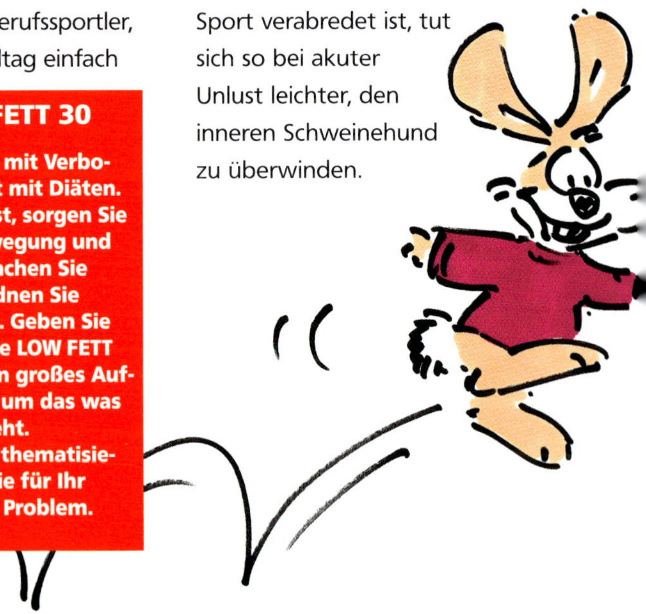

Sie wollen Sport machen?
Hier ein paar Regeln dazu:

REGEL NR 1 Übertreiben Sie nicht. Der ideale Pulswert für die Fettverbrennung liegt im mittleren Bereich bei etwa 120 bis 130 Pulsschlägen. Das ist ein Wert, bei dem Sie nicht so stark aus der Puste geraten und bei dem Sie sich gerade noch unterhalten können. Um aber an Ihre Fettdepots zu gelangen, müssen Sie den Glycogen- (Zucker-) speicher im Blut vermindern. Er ist dafür verantwortlich, daß Sie von jetzt auf gleich leistungsfähig sind (deswegen also der Traubenzucker als Sportler-Futter ... aha!). Erst wenn der Blutzuckergehalt etwas gesenkt ist, geht der Körper dazu über, weitere Reserven, u.a. die bei den Speckröllchen, anzugreifen.

Bis vor kurzem wurde deshalb propagiert, daß die Fettverbrennung erst nach etwa 20 Minuten Trainingszeit einsetzt. Mittlerweile sind sich die Wissenschaftler darüber einig, daß auch die Fettverbrennung Trainingssache ist: Bei Sportlern, deren Körper auf Leistung und Energieverbrauch getrimmt ist, beginnt der Körper nahezu direkt nach Trainingsbeginn, sich aus den Fettdepots zu bedienen.

Wir anderen brauchen dazu länger .... also: Geduld und schön brav strampeln. Ein Walkman sorgt dafür, daß es Ihnen auf den „Cardiogeräten" (Ausdauergeräten) nicht langweilig wird. Beim Walken auf dem Laufband oder in der Gruppe im Wald, Fahrrad fahren oder Stepper lassen Sie sich bitte unbedingt ein Pulsmessgerät geben.

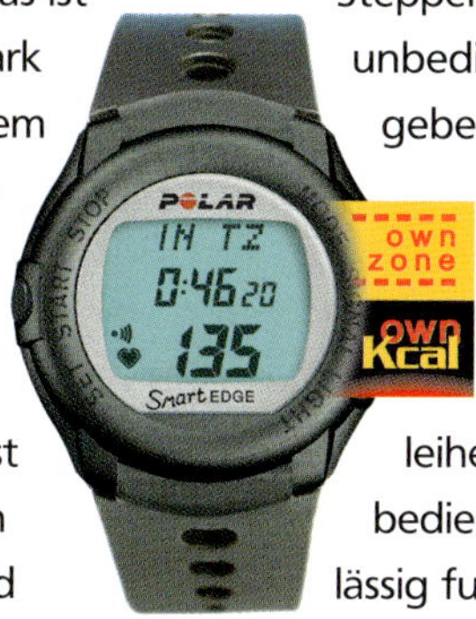

In serviceorientierten Fitneßstudios kann man sich Pulsmesser ausleihen, die einfach zu bedienen sind und auch zuverlässig funktionieren. Wenn Sie keine leihen können, es Ihnen aber ernst damit ist, Fitneß aufzubauen, kaufen Sie sich ein eigenes Pulsgerät, daß Sie dann auch privat, beim Gassigehen, Fahrrad fahren, Walken, bei was auch immer tragen können. Es gibt diverse Anbieter auf dem Markt. Wirklich zuverlässig funktionieren allerdings nur die mobilen Geräte, deren Sender an der Brust angebracht wird, und die mit einem Piepser oder einer Uhr ausgerüstet sind, an der Sie Ihren Pulswert ablesen können.

Gerade wenn Sie untrainiert sind, ist es ganz wichtig, den Puls permanent im Auge zu behalten, damit Sie einerseits vernünftig trainieren, andererseits aber nicht Ihrer Gesundheit schaden.

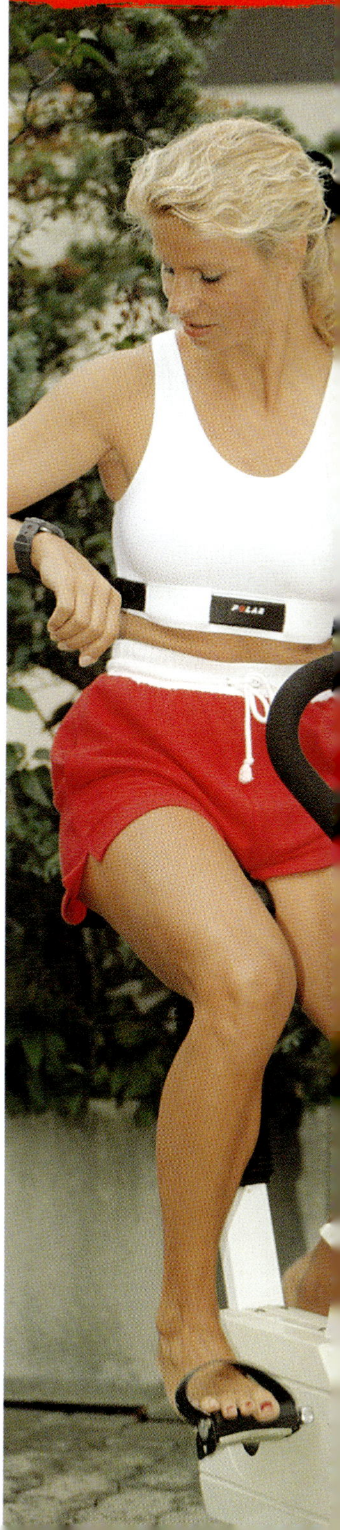

Das ist glatte Werbung

Stimmt. Wir werben für den Gebrauch von Polar-Pulsmeßgeräten. Aber nicht, weil wir dafür eine Menge Kohle bekommen, sondern weil wir aus eigener Erfahrung wissen, daß es mit einem Pulsmesser um den Bauch erheblich einfacher ist, seine persönliche Fitneß aufzubauen, ohne sich zu überanstrengen. Und wir können Ihnen aus ehrlicher, fester Überzeugung nur den Rat geben, sich ein solches Pulsmeßgerät zu kaufen und es immer zu tragen, wenn Sie Sport machen. Leihen Sie sich in Ihrem Fitneßstudio testweise einen solchen Pulsmesser aus und probieren Sie es einfach selbst ´mal aus.

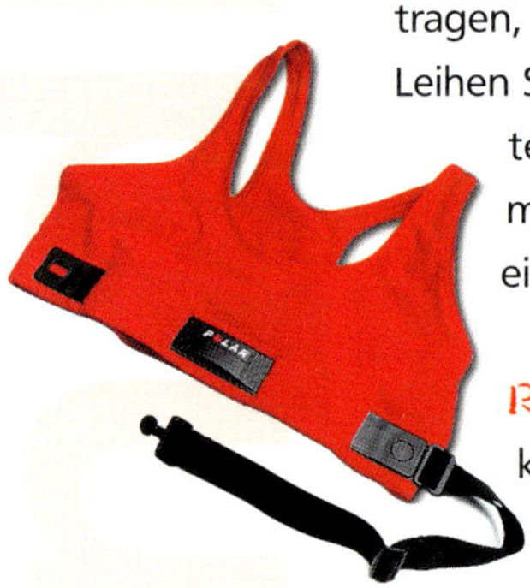

REGEL NR 2 Wenn Sie Sportkurse besuchen, achten Sie darauf, daß Sie gut betreut werden. Viele Sporttrainer können Übergewichtige nicht so richtig einschätzen: Früher wurde man in Studios häufig ignoriert. Heute kann es eher passieren, daß man vom Trainer richtiggehend gehätschelt wird, was genauso Unfug ist. Wir sind übergewichtig, nicht krank. Wir möchten unsere Fitneß verbessern und nicht wie die rohen Eier behandelt werden. Und weil nur Sie selbst in der Lage sind, zu beurteilen, was Sie leisten können, sorgen Sie da-

PULS ALS RICHTSCHNUR

Die Pulsfrequenz sollte beim Training Ihre Richtschnur sein, denn der Puls zeigt, wie sehr Sie die jeweilige körperliche Betätigung „anstrengt". Ein Puls von 130 Schlägen pro Minute heißt: Sie müssen schon ein bißchen was tun, aber eine Unterhaltung beim Training ist noch möglich. Am Anfang werden Sie mit geringer „Leistung" auf 130 kommen, aber von Tag zu Tag ... mit steigender Fitneß ... müssen Sie mehr leisten, um die 130 noch zu erreichen. Aber während des gesamten Trainings ist die subjektive Belastung gleich: Sie können sich immer noch unterhalten. Im Gegensatz zu der gängigen Methode, eine bestimmte Leistung erbringen zu müssen und mit zunehmendem Training jeden Tag ein bißchen weniger darunter zu leiden, läuft es hier genau andersherum: Ihr Puls ist das Limit, an dem sich Ihre Leistung orientiert.
Deswegen ist es für ein optimales Training wichtig, eine Pulsuhr zu tragen, damit Sie sich nicht überanstrengen. Die Investition lohnt sich in jedem Fall: Sie bleiben nämlich bei der Stange und müssen sich nicht auf Anweisungen und Empfehlungen von „Fitneß-Junkies" verlassen, die noch nie in ihrem Leben mit Übergewicht zu kämpfen hatten.

Langweilig? Nana .... ! Es spricht natürlich nichts dagegen, wenn Sie kurzfristig (zum Beispiel 5 Minuten während Ihres Trainings) über die 130er Frequenz gehen ... der kurzfristige „Turbo" verbessert die Leistungsfähigkeit Ihres Herzkreislaufsystems ... aber übertreiben Sie es nicht.

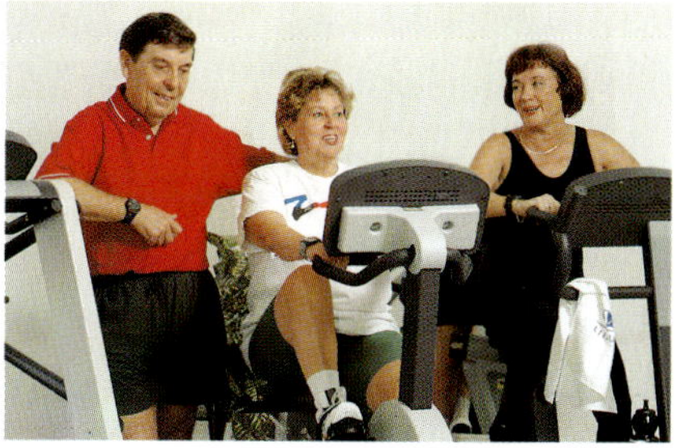

für, daß man Ihnen zeigt, wie´s geht: Lassen Sie sich die Übungen genau zeigen und machen Sie sie exakt nach. Es geht nicht um Geschwindigkeit (auch wenn es oft so aussieht) sondern um die korrekte Ausführung.
Das Ziel ist es, Muskeln aufzubauen und Fett zu verlieren. Das erreicht man nicht mit wildem Herumhüpfen, sondern indem man die Muskeln einsetzt.
Wenn Ihnen eine Übung zu kompliziert ist, dann vereinfachen Sie sie. Man muß - gerade am Anfang - nicht Arme und Beine gleichzeitig bewegen. Besser ist es, die Armübungen korrekt zu machen, um dann die Beinübungen ordentlich auszuführen, und erst wenn das einzeln gut klappt, das Zusammenspiel zu versuchen.

REGEL NR 3 Lassen Sie sich durch den Anblick knackiger Bodies nicht davon abhalten, in ein Fitneßstudio zu gehen. Sagen Sie sich: „Wo ich bin, ist vorne!". Ihre Einstellung bestimmt, ob Sie Spaß an der Bewegung finden. Und mehr Bewegung ist ein wunderbares Mittel, um sich in seinem eigenen Körper wohlzufühlen. Wie gut oder wie schlecht die anderen aussehen ist doch wirklich egal. Sie wollen fit werden ? Na also !

TIP: Essen Sie direkt nach dem Sport Kohlenhydrate (Gummibärchen, Brot etc.) ... damit heben Sie den Blutzuckerspiegel und vermeiden einen Freßanfall.

Dreaming ....

Wir werfen gutes Aussehen und eine positive Ausstrahlung oft in einen Topf. Dabei ist es keineswegs so, daß schöne Menschen automatisch eine positive Ausstrahlung haben. Aber immer ist es so, daß wir besser aussehen, wenn wir vor Energie, Humor und Selbstwertgefühl nur so strotzen. Und was sagt uns das? Arbeiten Sie genau an diesem Selbstwertgefühl. Nehmen Sie Ihre Bedürfnisse wahr und nehmen Sie sie ernst. Wehren Sie sich gegen Leute, die an Ihnen rummeckern. Wem Ihr Hintern nicht paßt, soll eben nicht hinsehn. Und wenn es **Ihnen** nicht paßt, können Sie ja was dagegen unternehmen.

UND: Gutes Aussehen ist viel ... aber noch längst nicht alles.

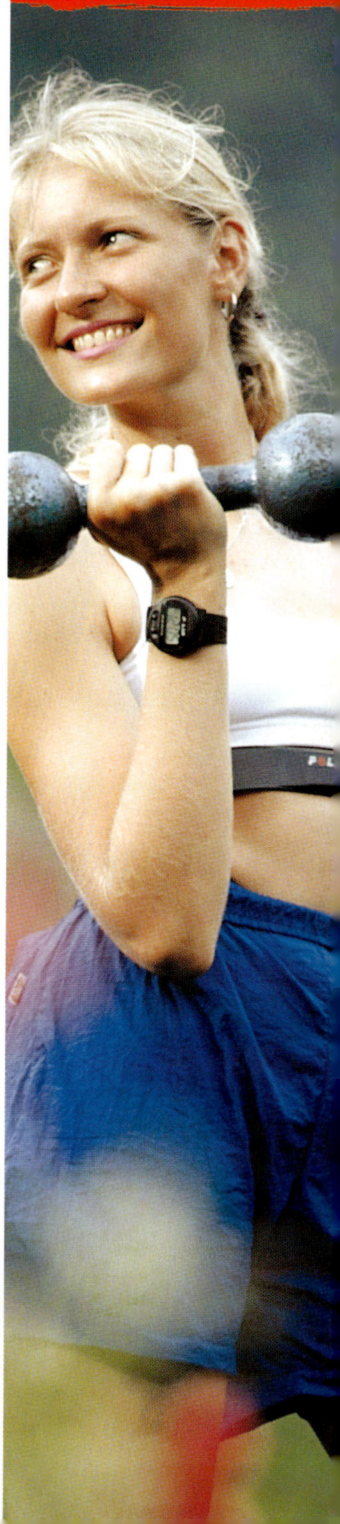

Trinken ... aber richtig

Abnehmen funktioniert am besten, wenn Sie so viel trinken wie nur möglich. Der Stoffwechsel wird beschleunigt, Ihre Nieren arbeiten auf Hochtouren ... und das Fett wird abtransportiert.
Kaffee und schwarzen Tee sollten Sie allerdings in Maßen genießen, das ideale Getränk zum Abnehmen ist Mineralwasser.
Wer empfindlich ist mit dem Magen, tut gut daran, weniger kohlensäurehaltige Wassersorten zu bevorzugen, weil die Kohlensäure den Magen reizt. Wasser mit Zimmertemperatur ist für Magenempfindliche ebenfalls besser als Wasser aus dem Kühlschrank.
Wenn Sie öfter unter Kopfschmerzen leiden, trinken Sie dagegen versuchsweise einfach eine halbe Flasche Mineralwasser. Trinken hilft erstaunlich oft gegen Kopfschmerzen.

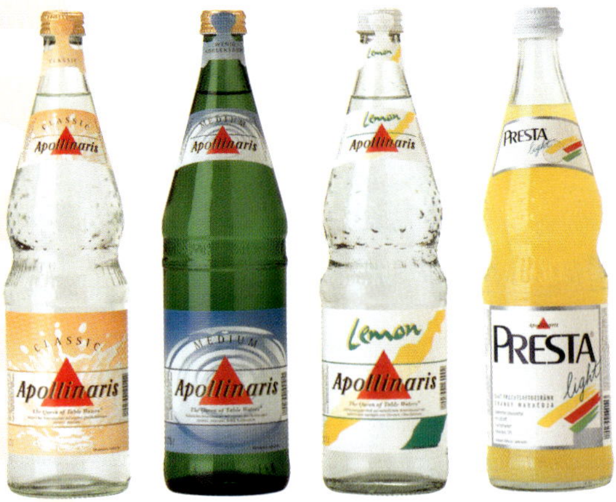

Hier mal eine kleine Mineralwasserkunde:

Tafelwasser wird künstlich gemischt, je nach Sorte aus Mineralwasser, Trinkwasser, Salzwasser und Meerwasser. Mineralien dürfen nachträglich zugesetzt werden, es muß auch nicht vor Ort in Flaschen gefüllt werden. Tafelwasser ist also nicht die Edelvariante des Mineralwassers, auch wenn es so elegant klingt!

Mineralwasser: Muß aus unterirdischen Quellen stammen und vor Verunreinigungen geschützt sein. Es benötigt als einziges Lebensmittel in Deutschland eine amtliche Anerkennung und es muß vor Ort direkt abgefüllt werden. Es darf nur Kohlendioxyd zugesetzt werden. Es gibt verschiedene „Sprudelgrade", wobei wir Ihnen eben die „medium"-Varianten und die stillen Wasser empfehlen.

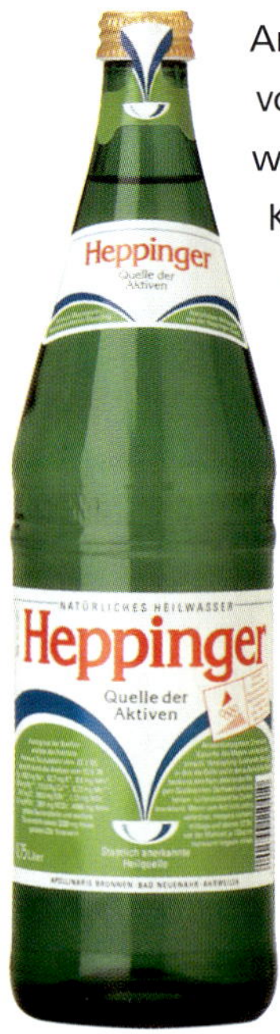

Heilwässer sind mineralhaltige Wasser, die eine heilende oder vorbeugende Wirkung

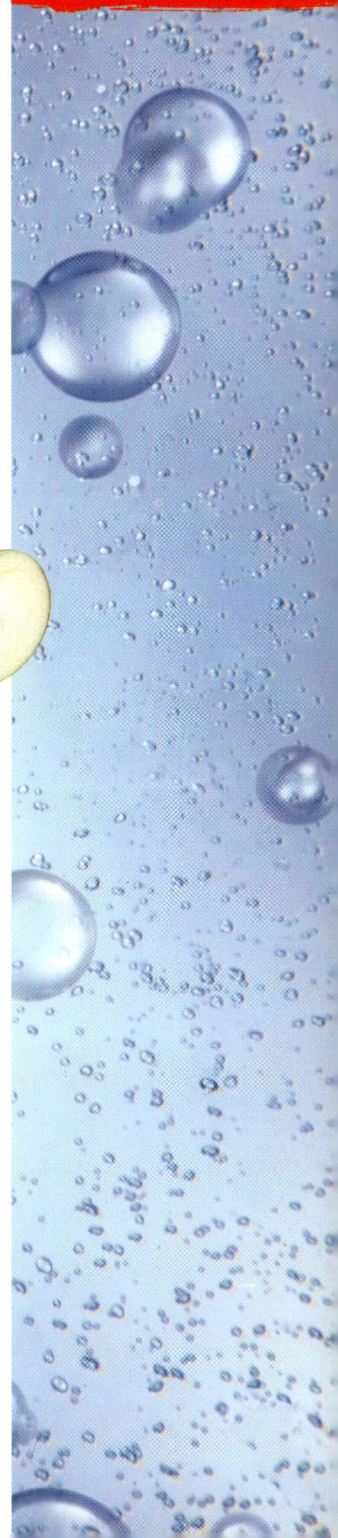

haben. Diese Wasser müssen vom Bundesinstitut für Arzneimittel-und Medizinalprodukte (BfArM) als Arzneimittel zugelassen sein und unterliegen sehr strengen Auflagen und ständigen Prüfungen. Aufgrund der besonderen Mineralisation und dem geringen Kohlendioxidgehalt sind Heilwässer je nach Typ bei Magen, Darm und Blasenbeschwerden sowie für den Sport geeignet und bekömmlich. Heilwässer können auch im Dauergebrauch verwendet werden.

Apfelschorle oder mit Zitrone aromatisierte Wässer sind eine willkommene Abwechslung. Apfelschorle ist auch der ideale „Drink" beim Sport, weil Ihnen die Kohlenhydrate noch Energie liefern.

Kräutertees

In vielen Diätbüchern werden Kräutertees als weiteres Abnehmgetränk empfohlen. Kräutertees sind Erzeugnisse aus getrockneten Blüten, Früchten oder Blättern. Bekannteste Vertreter sind der Kamillentee und der Pfefferminztee. Auch Fenchel-und Anistee, Hagebutten- oder Malventee gehören dazu. Wechseln Sie die einzelnen Sorten ein bißchen ab ...
Anders die sogenannten „Heiltees", also Teemischungen mit „medizinischer Wirkung", wie zum Beispiel zur Stoffwechselförderung, gegen Frauenleiden oder zur Beruhigung, bei Blasen-und Nierenbeschwerden oder Magen-Darmtees. Diese bitte nicht unbesonnen konsumieren: Die darin enthaltenen Stoffe sind natürliche aber dennoch wirksame Medikamente ...
und beeinflussen dann natürlich Ihren Organismus.

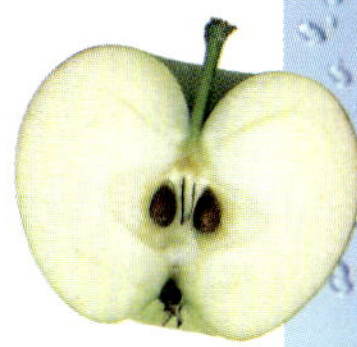

Früchtetees

Reine Früchtetees sind nicht ganz so dramatisch, wenn Sie sie vom Magen her vertragen. Die meisten sind durch Hibiscus und Apfel recht sauer ... aber im Sommer als kaltes Erfrischungsgetränk, mit ein paar Eiswürfeln und einem Spritzer Zitrone, sind sie wirklich lecker!

Noch ein Wort zu Alkohol

Alkohol hat mit Sicherheit kein Fett. Aber pro Gramm Alkohol nehmen Sie rund 7kcal zu sich. Das alleine wäre noch nicht dramatisch, aber: In der Leber wird Alkohol zu allererst abgebaut. Sie blockieren mit Alkohol also Ihre Leber, deswegen empfehlen wir, den Alkoholkonsum auf ein realistisches Minimum zu reduzieren. Ein Glas Wein zum Essen, der Sekt beim Geburtstag oder ein Bier nach der Radtour bringen Sie sicher nicht um.

Brot, Zwieback, Knäcke & Co.

Da das Label noch nicht im Lebensmittelhandel etabliert ist, müssen wir uns vorerst mit Listen und Übersichten von geeigneten Produkten begnügen.

Die gute Nachricht:
Es gibt weit mehr Produkte als man denkt - aus nahezu allen Bereichen der Ernährung.

Die zweite gute Nachricht:
Viele Produkte, die bisher als „Dickmacher" verschrien waren, sind für eine LOW FETT 30-Ernährung durchaus geeignet.

Die dritte gute Nachricht:
Sie müssen nicht ständig selbst kochen, es gibt auch Fertiggerichte und Tiefkühlgerichte mit nicht mehr als 30% der Kalorien aus dem Fett.

Die vierte gute Nachricht:
Es gibt eine Menge Süßigkeiten, Knabberartikel und Eiscremesorten, die das Kriterium „max. 30% der Kalorien aus dem Fett" erfüllen.

Kohlenhydrate

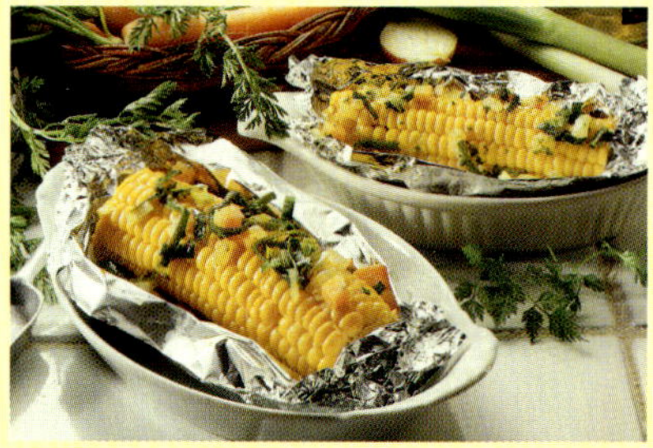

Appetitliche Kohlenhydrate, lecker zubereitet: Maiskolben sind eine köstliche Beilage zu allem Gegrillten!

Wir haben es ja schon erklärt: Der Schwerpunkt liegt bei den Kohlenhydraten. Sie haben von allen drei Nahrungsbaustoffen das größte Volumen (füllen also den Magen und den Darm). Probieren Sie aus, ob Ihnen Vollwertprodukte, allen voran das Vollwertbrot, schmecken. Da Vollwertprodukte in aller Regel nicht mit weißem Zucker hergestellt sind, steigt bei ihrem Verzehr der Blutzuckerspiegel nicht so stark an, was für Ihre Bauchspeicheldrüse erheblich schonender ist. Zudem haben Vollwertprodukte erheblich mehr Ballaststoffe: Verdauungsprobleme gehören damit der Vergangenheit an.

Brot & Co.

Brot ist ein wunderbarer Energielieferant. Brot macht satt, es ist vielseitig, es ist abwechslungsreich und man kann es auf unterschiedliche Arten zubereiten.

Zwieback und Cräcker eignen sich hervorragend für diejenigen, die gerne zwischendurch .... meist unter Stress ... was zu Knabbern brauchen. Es ist überhaupt kein Problem, eine Packung Zwieback während der Arbeit zu verdrücken. Wenn Sie sich konsequent an die LOW FETT 30-Ernährung halten, sind die darin enthaltenen Kalorien kein Thema.

Wer nicht auf „pur" steht, kann diese kleinen Happen mit Quark und Obst garnieren, oder mit Salat, Putenbrust und Radieschen, mit Harzer Käse oder Apfelscheiben ... (sollen wir mal einen Wettbewerb machen für originellen Brotbelag ????) ... und so seinen „Zwieback des Tages" kreieren.

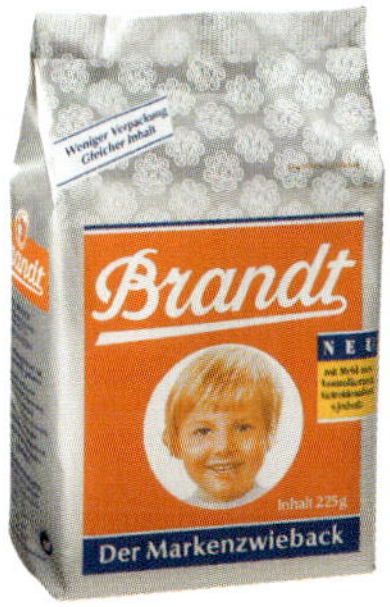

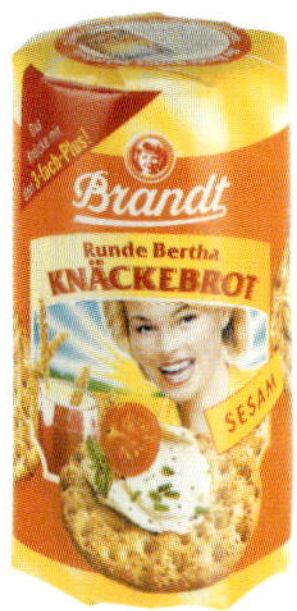

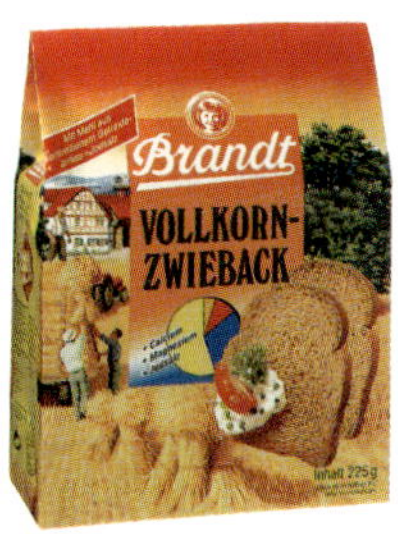

Brot paßt 100% ins LOW FETT 30-Konzept.

Beachten Sie dabei nur: Nüsse und Samen (Sonnenblumen, Kürbiskerne, Haselnüsse, Mohn und Sesam ..) sind hochgradige Öllieferanten. Geben Sie Broten den Vorzug, die nicht so viel Kerne enthalten. Croissants, Blätterteig und Brioches werden mit viel Fett zubereitet. Treffen Sie Ihre Einkaufsentscheidungen bewußt. Horchen Sie in sich hinein: Soll es der Zwieback mit den Kokosflocken sein oder das Weizenvollwertbrot mit Dinkel oder haben Sie vielleicht noch mehr Lust auf die Reiscräcker oder das besonders dicke Knäckebrot?

Bewußte Entscheidungen machen mehr Spaß und Sie bekommen damit genau das, was Sie wollen.

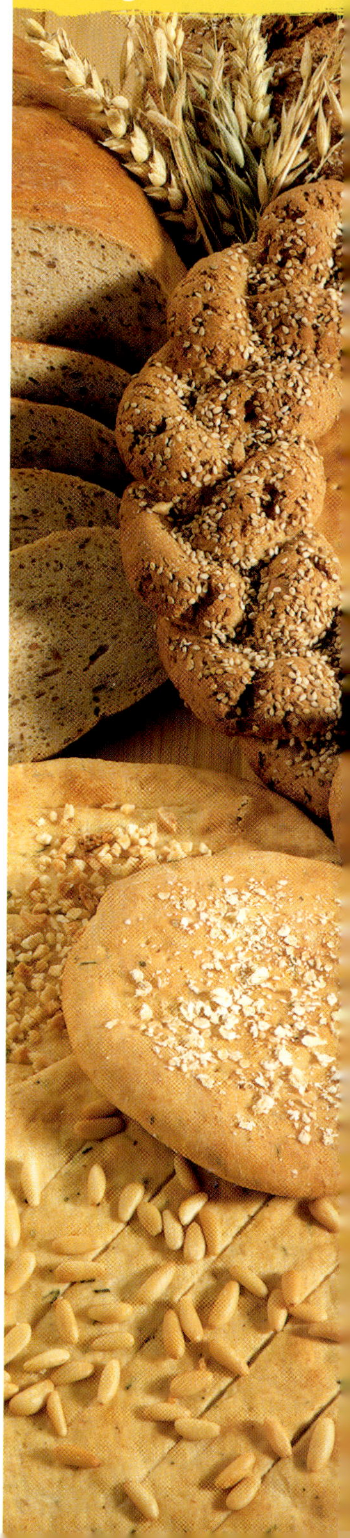

Nuuuuuuudeln...

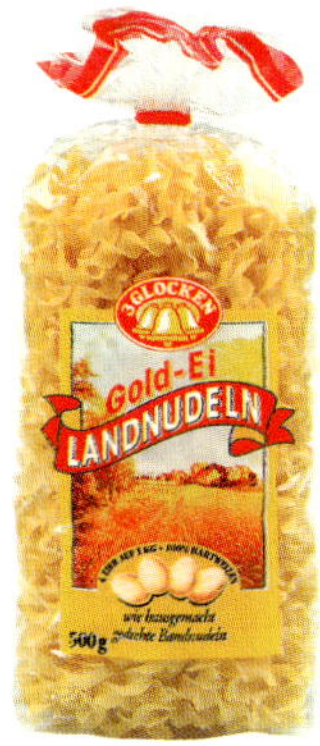

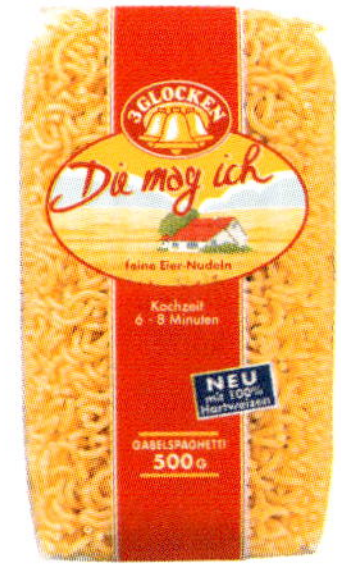

Ist es nicht toll: Nudeln machen gar nicht dick, Nudeln machen glücklich. Vor allem deshalb, weil sie ohne Einschränkung LOW FETT 30 sind (kann man nur durch eine fette Sauce ändern!).

Außerdem sind sie preiswert, halten sich lange und man kann sie gut portionieren. Und vielseitig sind sie auch noch: Von der Suppeneinlage bis zum Dessert ist jeder Einsatz möglich ... und wer´s bunt liebt, kann auch grüne oder ganz bunte Nudeln haben.

Neben den bekannten Eier-Nudeln, mit ganz wenig bis ganz viel Eidottern im Teig, gibt es völlig eifreie Nudeln, die nur aus reinem Hartweizen hergestellt werden.

Seit ein paar Jahren gibt es die Nudelmarke „GENUSS PUR" von 3 GLOCKEN, Nudeln, die nur aus reinem Hartweizen und frischem Quellwasser bestehen. Sonst nichts.

Gesünder geht's fast nicht.

Formen und Bestimmung

Auch wenn Nudeln so verschieden aussehen: Der Teig innerhalb einer Marke ist stets der gleiche. Spaghetti sind übrigens der Deutschen liebstes Kind ... Youngster stehen angeblich auf moderne Formen und die „ältere" Generation auf Bandnudeln.

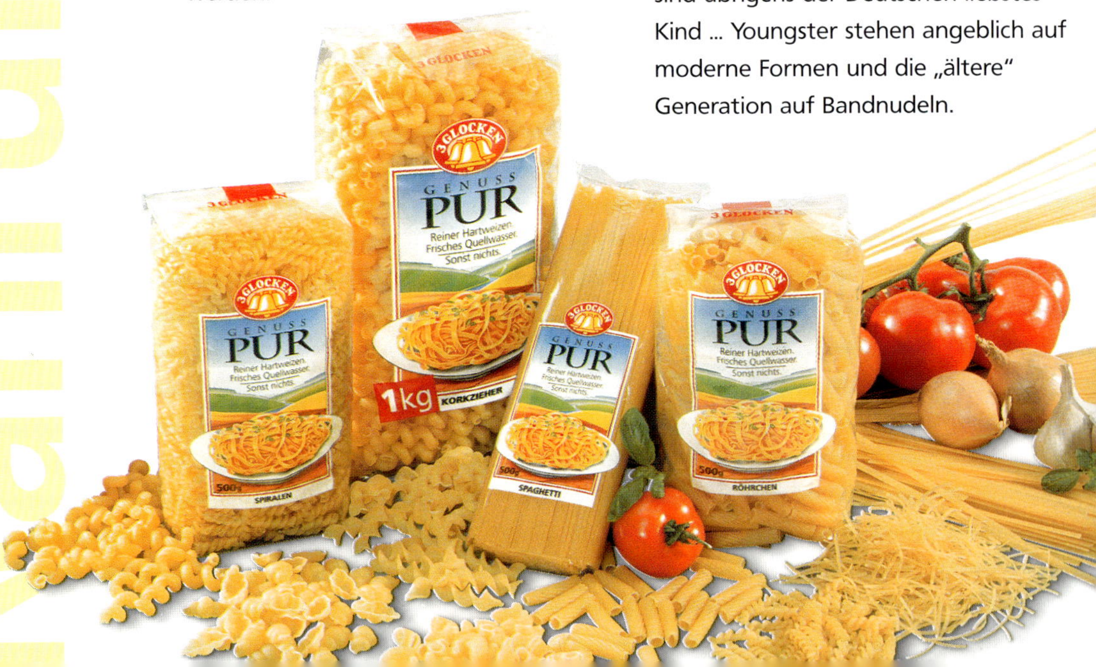

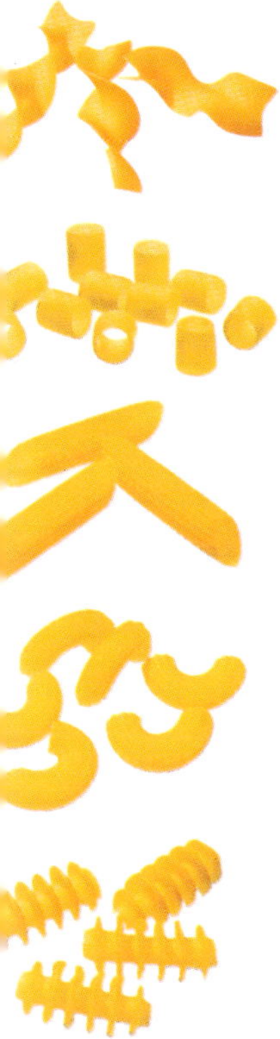

Für LOW FETT 30 ist entscheidend, wieviel Sauce die Nudeln „aufnehmen" sollen. Unser LOW FETT 30-Tip: Entscheiden Sie sich für die besonders glatten Varianten, gerade dann, wenn Ihre Sauce ein kleines bißchen fetthaltiger ist (z.B. eine Hackfleischsauce oder Saucen mit Käse).

Rechenbeispiel:

Für eine Portion bestehend aus 100 Gramm ungekochten „GENUSS PUR"-Nudeln (= 358 kcal) können Sie rund 10 Gramm Fett in der Sauce verwenden, damit Ihre Nudelmahlzeit noch LOW FETT 30 ist.
Klar, daß Sie von „Butternudeln" nicht so satt werden wie von einer Portion mit viel Gemüse in der Sauce.

ABER: Sie müssen weder auf „Butternudeln" noch auf Nudeln mit „Pesto" verzichten! Nur eben beim Fett ein bißchen vorsichtig sein!

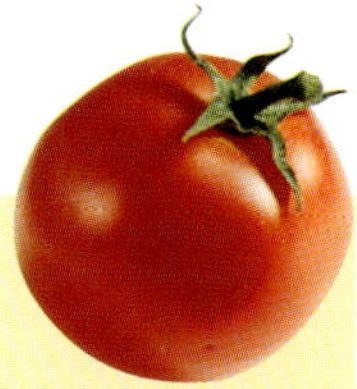

Nudeln mit Tomatensoße

Hier ein ganz einfaches LOW FETT 30-Rezept, von dem wir uns wünschen würden, daß es auch bei jedem Italiener zu finden ist.

Zutaten:
150g Nudeln
2 Fleischtomaten
1 Knoblauchzehe
1 Prise Meersalz
frische Basilikumblätter

Spaghetti, lange Bandnudeln, Maccaroni, Korkenzieher und wie sie alle heißen, in Salzwasser bißfest kochen. 2 Tomaten schälen, Kerne entfernen und in große Würfel schneiden, in einem Topf sanft erhitzen bis die Tomaten kochen (sieht schon jetzt mehr nach Soße aus!). 4 Minuten kochen lassen und dann eine fein gewürfelte Knoblauchzehe und etwas Meersalz zugeben. Noch eine Minute köcheln lassen.
Vor dem Servieren frisches Basilikum unterrühren. Fertig. Und dazu einen Eßlöffel frisch geriebenen Parmesan.
Es gibt übrigens sehr leckere gewürfelte Tomaten fertig zu kaufen... wer will, kann sogar vorgewürzte Tomaten im Glas bekommen. Wichtig ist, daß auf dem Etikett kein Pflanzenöl oder Fett erwähnt ist. Nur dann ist auch keines drin!

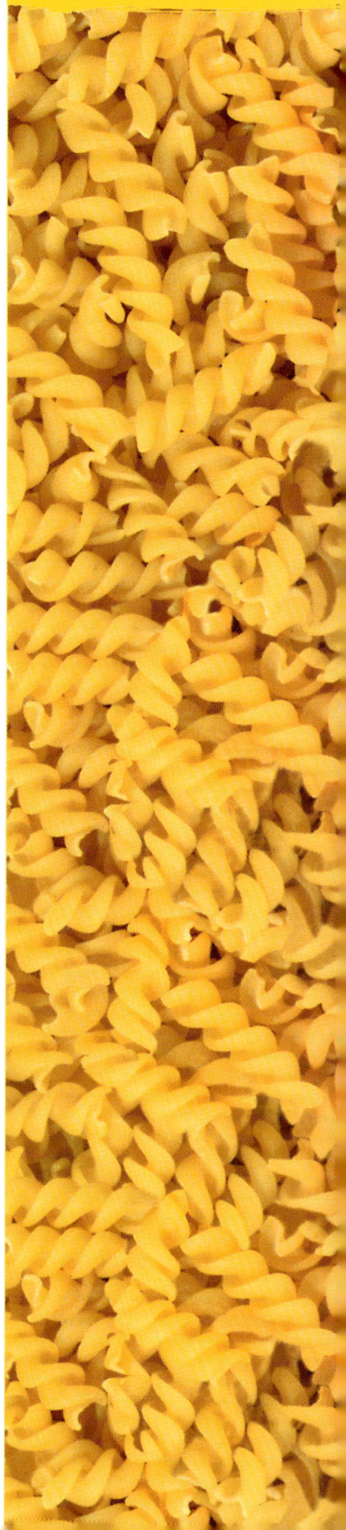

Reis, Hülsenfrüchte...

Reis

Reis läßt sich ... ähnlich wie Nudeln ... für alle Bereiche einsetzen: Von der Suppeneinlage bis hin zum Dessert macht er alle Ihre Ideen mit. Eine zusätzliche Variationsmöglichkeit bietet die Körnung und die „Klebung" von Reis: Basmati und Langkorn Sorten springen körnchenweise von der Gabel, Rundkornreis dagegen kann häppchenweise gegessen werden. A propos Abwechslung: Geben Sie doch auch mal einfachen Rezepturen wie Fisch in einer leichten Kräutersauce oder Schweinemedaillons vom Grill mit extravaganten, exotischen oder duftenden Reisspezialitäten einen Edellook. Reis ist **immer** LOW FETT 30.

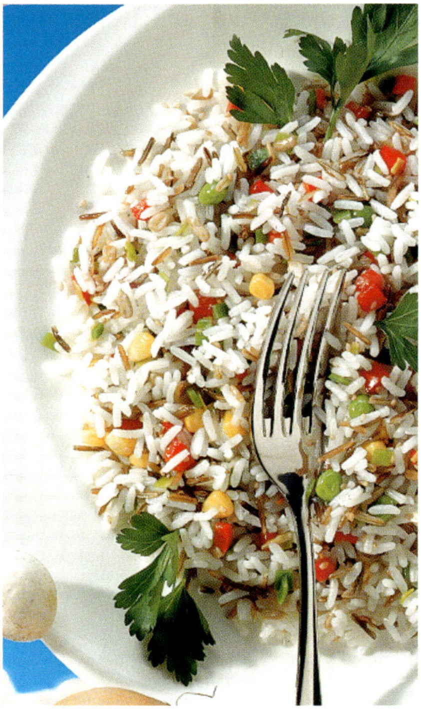

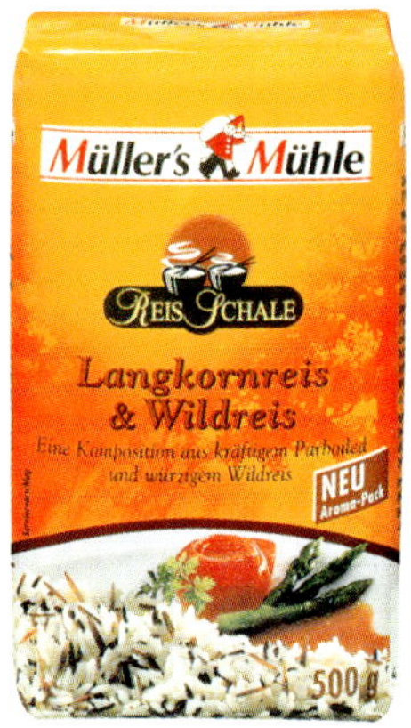

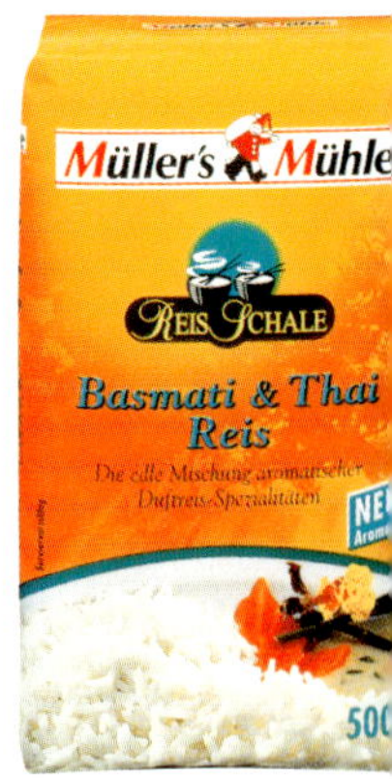

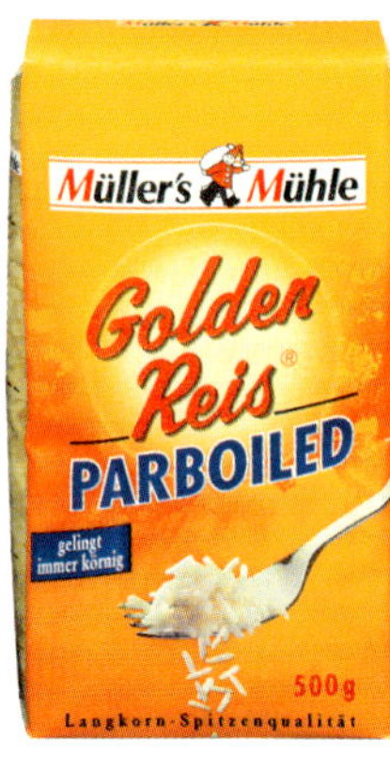

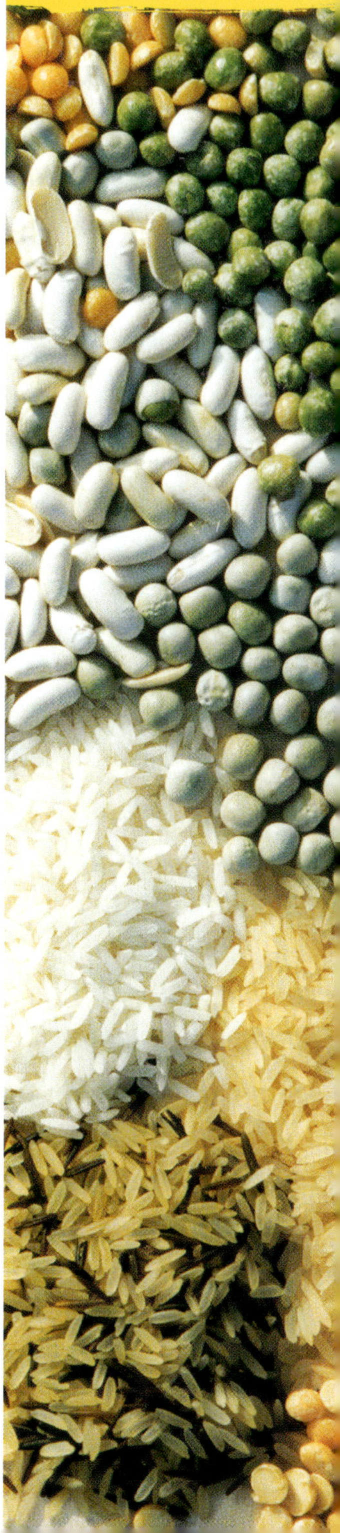

Hülsenfrüchte

Auch Hülsenfrüchte sind superlecker ... man muß sie nur richtig zubereiten. Rote Linsen, Champagnerlinsen, die großen grünen ...es gibt so wunderbare Grundnahrungsmittel, die irgendwie in Vergessenheit geraten sind, die aber einen riesigen Vorteil haben: Sie sind alle LOW FETT 30. Hülsenfrüchte sind preiswert, gesund und lecker. Kein Wunder, daß sie derzeit eine Renaissance erleben, nachdem sie eine Zeitlang etwas in Vergessenheit geraten waren. Sie sind wertvolle Lieferanten von pflanzlichem Eiweiß, Kohlenhydraten und Ballaststoffen, Mineralstoffen, Spurenelementen und jeder Menge Vitaminen. Die aktuellen Diskussionen um gesunde Ernährung haben dafür gesorgt, daß Erbsen-, Linsen- und Bohnengerichte wieder auf den Speisekarten selbst edelster Gourmettempel zu finden sind.

Wenn man ein bißchen über den nationalen Tellerrand blickt, entdeckt man ein riesiges Reservoir an Rezepten, die von Kidneybohnen, Kichererbsen oder ganz speziellen Linsensorten geprägt sind. Wagen Sie sich ruhig mal in schmackhaftes Neuland vor!

ÜBRIGENS:

Das mit dem stundenlangen Einweichen von Hülsenfrüchten ist bei vielen Sorten überhaupt nicht nötig ... und selbst wenn: Ein Schnellkochtopf verkürzt den Prozeß auf wenige Minuten!

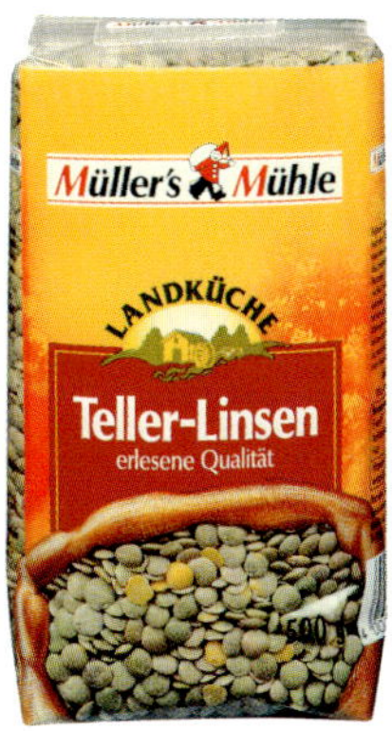

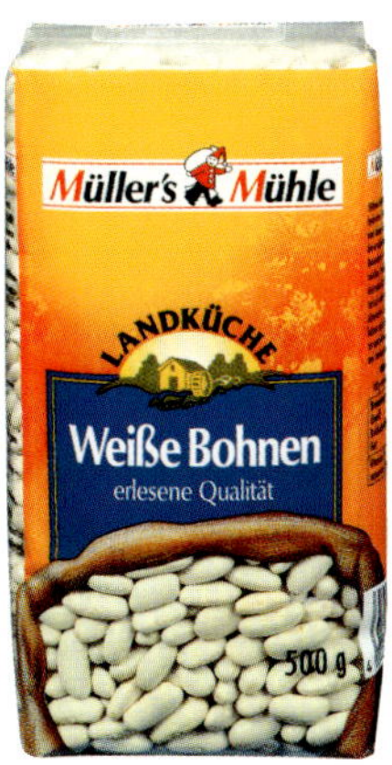

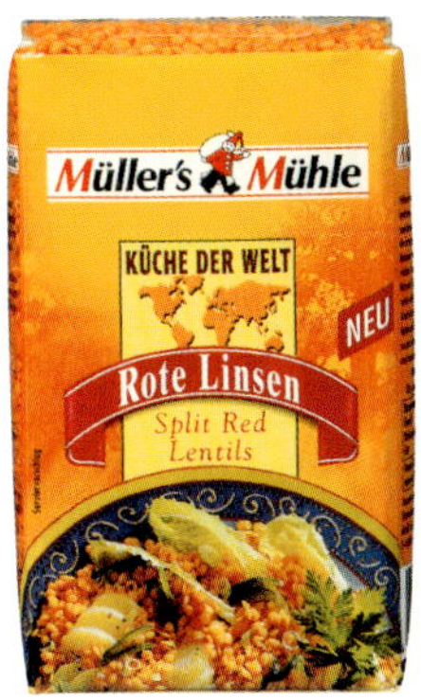

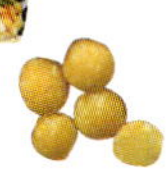

Kartoffeln, Klöße...

Kartoffeln in allen Varianten
Kartoffeln galten ja lange als die klassischen Dickmacher. Gerade Pommes Frites, Kartoffelpuffer (oder Reibekuchen, wie man im Rheinland sagt), Prinzeßkartoffeln und Kroketten waren verschrien.

AUSPROBIEREN.

Gerade im Sommer sind Kartoffeln mit frischem Salat eine wunderbar leichte, vollwertige und leckere Mahlzeit...

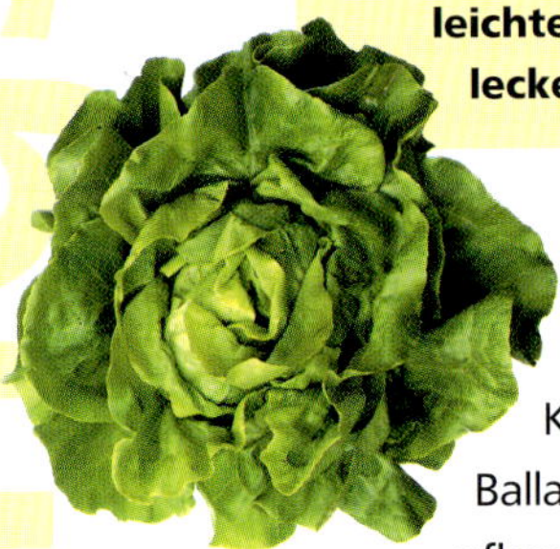

Dabei enthalten Kartoffeln überwiegend Kohlenhydrate, Ballaststoffe, Vitamine, pflanzliches Eiweiß jedoch ... kein Fett ... und sie lassen sich in unzähligen Varianten zubereiten.
Nur die fetten Saucen, die Butterflöckchen und Friteusen machen aus dem „Leichtfuß" Kartoffel den Schwerenöter, den jeder figurbewußte Verbraucher meiden sollte.
Gerade bei Pommes Frites gab's für uns anfangs eine Überraschung: Einige der im Backofen zubereiteten Pommes .... sind Low Fett 30. Allerdings müssen Sie gerade hier genau auf den Hersteller achten und unter Umständen noch einmal nachrechnen. Greifen Sie zu den dicker geschnittenen Sorten. Die dünnen Pommes liegen mit ihren Fettprozenten nämlich in der Regel über 30% ... was verständlich ist, denn das Fett für ein Pommes Frites ist außen und dünne Pommes haben prozentual mehr „Außenfläche" und damit mehr Fett.

Kartoffelpuffer
Es gibt zwar Kartoffelpuffer, die man im Backofen machen kann, aber wenn Sie eine gute beschichtete Pfanne besitzen, reicht es, die Pfanne mit einem TL Öl auszupinseln und die Puffer darin goldgelb zu braten. Machen Sie die Pfanne nicht ganz so heiß, damit Ihnen die Puffer nicht verbrennen. (Das Beste an solchen fettarmen Puffern: Sie liegen einem nicht wie ein Klotz im Magen!)

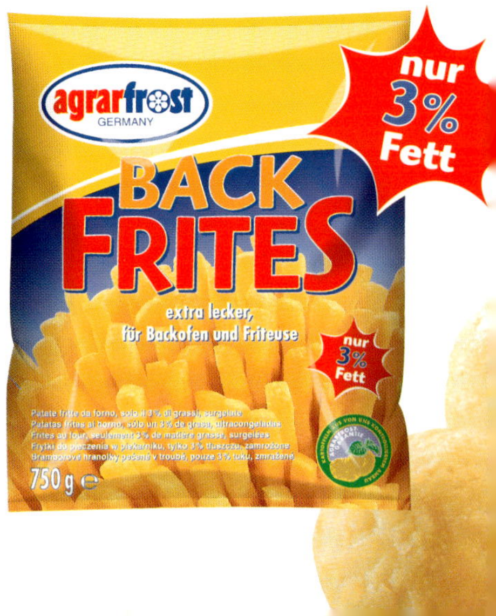

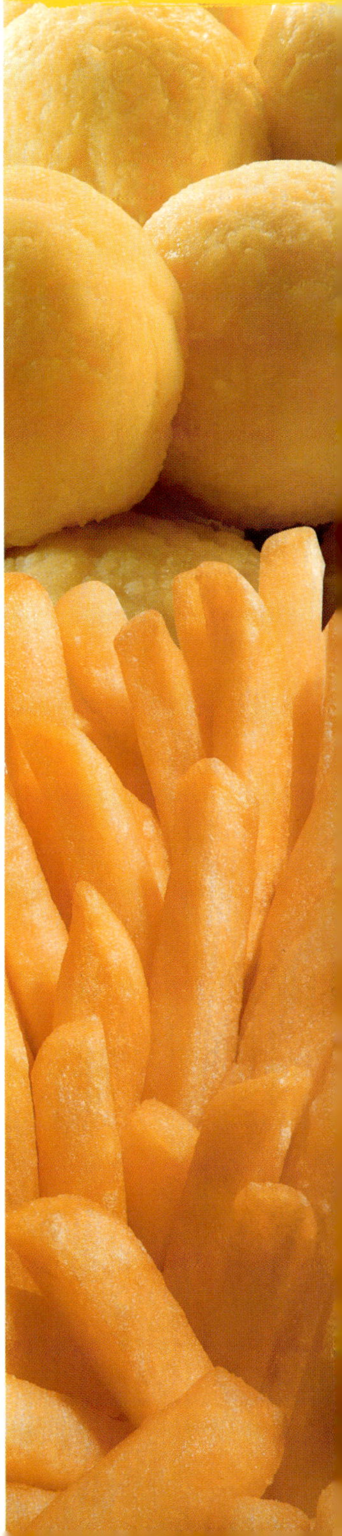

Knödel ...

Erinnern Sie sich noch, wie man bei Diäten einen großen Bogen um Kartoffelknödel gemacht hat? Völliger Blödsinn, denn auch sie enthalten kein Fett sondern nur Kohlenhydrate, die schön satt und zufrieden machen.

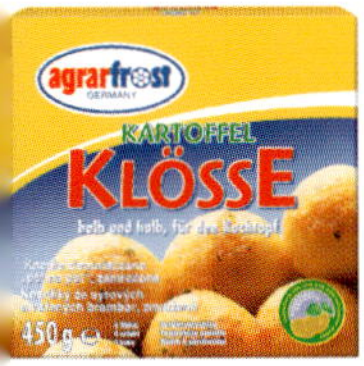

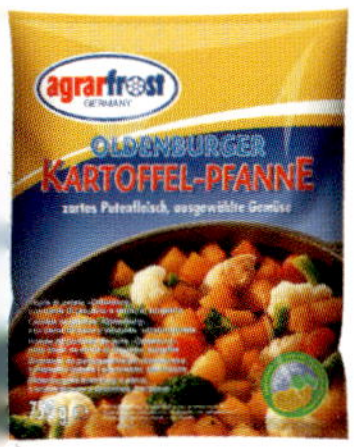

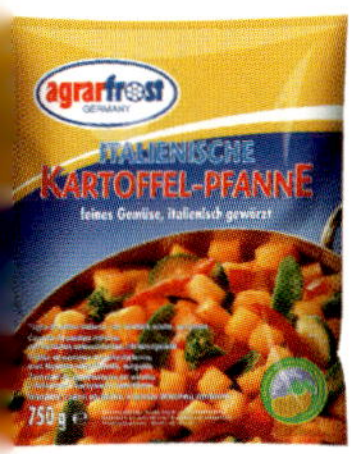

Die Soße ist der Bösewicht ... aber wenn Sie sparsam mit dem Fett waren und das Bratenfett weggeschüttet haben, ist auch das kein Problem. Kartoffelknödel können Sie auch nach Belieben variieren. Gewürfelte Tomaten mit Kräutern, magere Hackfleischsauce, Gemüsestreifen und mit Knödelscheiben in eine Auflaufform ... genießen Sie Ihre neue kreative LOW FETT 30-Küche.

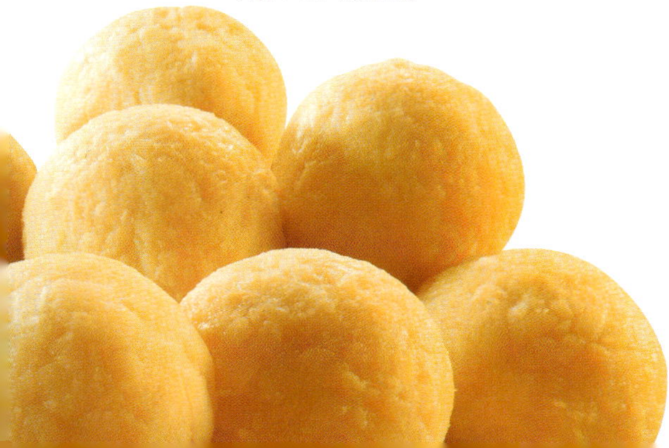

Fettfalle Restaurant

Pommes frites im Restaurant sind nur in Ausnahmefällen LOW FETT 30 ... die Zubereitung in professionellen „Heißluftöfen" dauert 20 Minuten, da ist die Zubereitung in der Friteuse einfach schneller.

Dennoch lohnt es sich, danach zu fragen ... der Wille versetzt Berge!

Das Low Fett 30-Abnehmgericht:

Pommes mit Ketchup ...

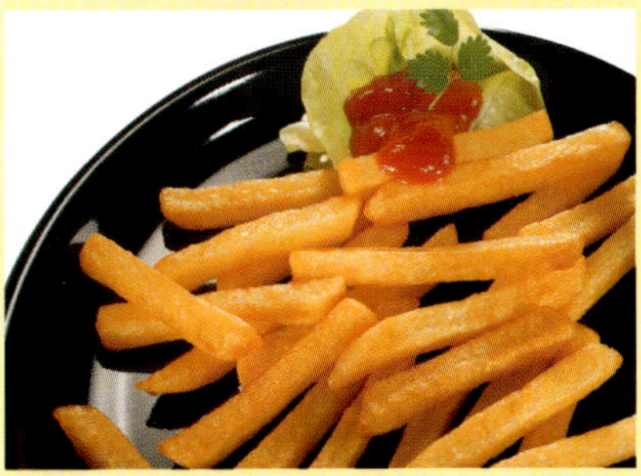

... kaum zu glauben aber wahr!

Fleischwaren...

Fleisch

Es gibt auch Fleisch und Wurstwaren, die LOW FETT 30 sind. Leider (noch) nicht so viele, wie man sich das beim Einkaufen wünschen würde. Die Fleischsorten, die maximal 30% ihrer Kalorien aus dem Fett beziehen, entnehmen Sie bitte der Nährwerttabelle.

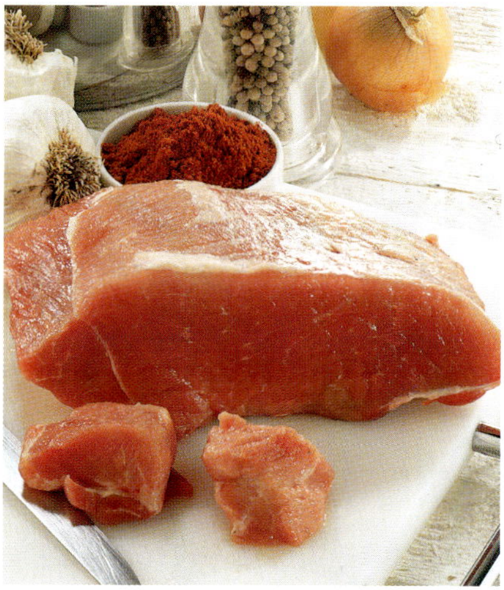

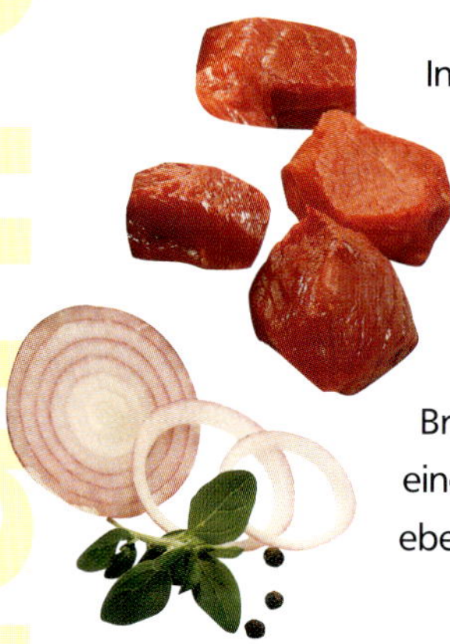

In der Teflon-Pfanne kann man gut ohne Fett braten, noch besser ist es, Fleisch zu grillen (im Herd oder eben draußen). Auch der Bratschlauch eignet sich für eine fettfreie Zubereitung, ebenso der Römertopf, der ein bißchen aus der Mode gekommen ist, mit dem sich aber wunderbare „Pot au Feu"-Gerichte, also Fleisch mit Gemüse in einem Arbeitsgang, zubereiten lassen.

Fleisch und Gemüse, gemeinsam im Backofen geschmort, ist eine sehr leckere Kombination. Diese Gerichte lassen sich auch alle gut einfrieren, so daß sie auch für kleine Haushalte Sinn machen.

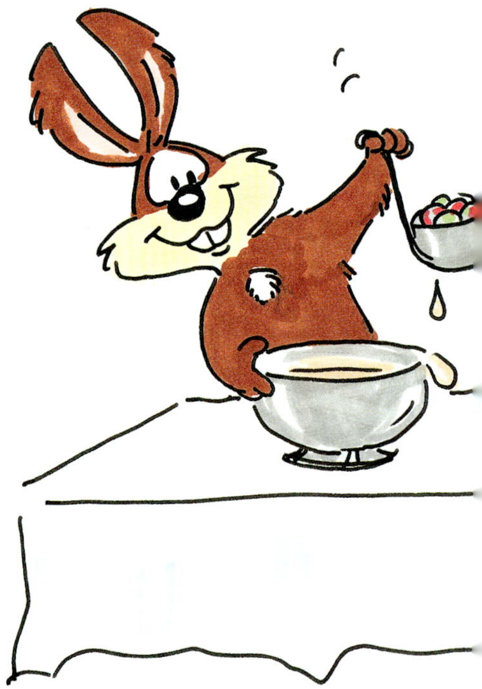

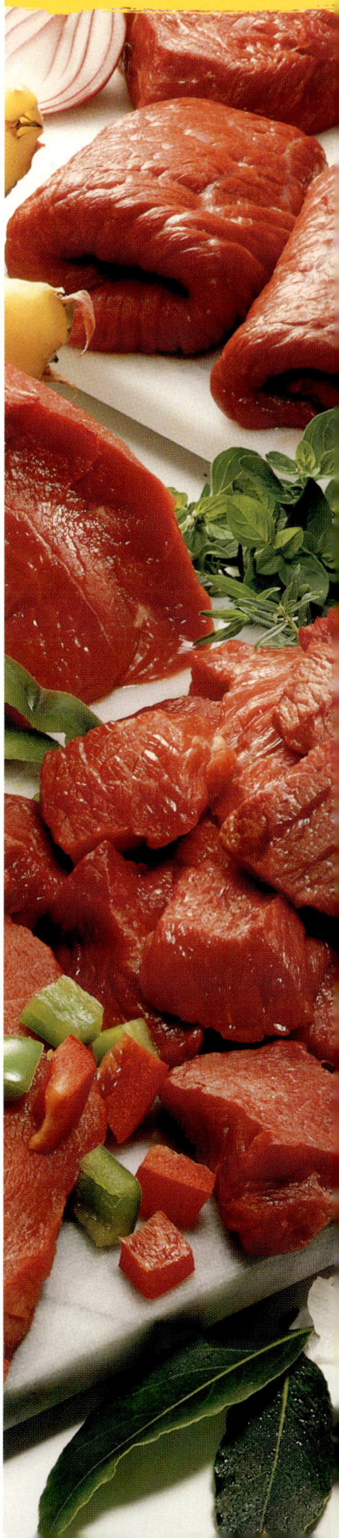

Suppen

Suppen und Eintöpfe sind, richtig zubereitet, alle LOW FETT 30, wenn man von Sahnesüppchen einmal absieht. Auf Basis von gekörnter Brühe, oder noch besser, selbstgemacht, lassen sich wunderbare Suppen zaubern.

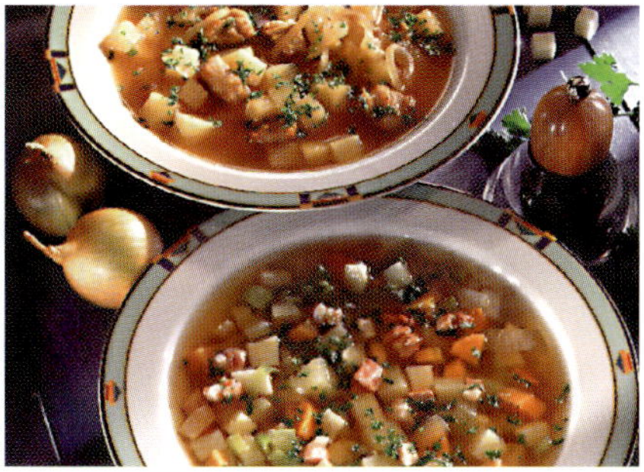

Wenn Sie aus Suppenfleisch, Markknochen oder Kassler, zusammen mit entsprechendem Gemüse, Suppe

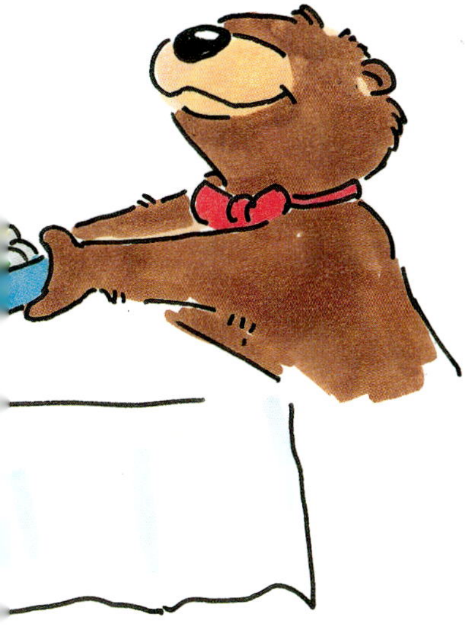

Tip: Wenn Sie größere Mengen Suppe herstellen, können Sie die Brühe gut einfrieren und später mit Einlage zubereiten. Auch mit Einlage kann man einen Eintopf einfrieren, aber darauf achten, daß keine Kartoffeln dabei sind... die schmecken nach dem Frosten nicht mehr richtig!

kochen, sollten Sie sie kaltstellen und nach dem Erkalten die weiße Fettplatte entfernen. Heiße Suppen zu entfetten ist ungleich mühsamer, es gibt aber spezielle Karaffen mit einem Ausgießer, der so konstruiert ist, daß sie so lange abgießen können, bis das Fett weg und nur noch die reine Suppe da ist.

Und die Inhalte? Alle Hülsenfrüchte und natürlich sämtliche Kohlenhydratbeilagen sind hervorragende „Füllungen" für Suppen, dazu frisches Gemüse wie Lauchringe, Möhrenscheibchen, Staudensellerie oder feine Zwiebelringe ... köstlich.
Mit frischen Kräutern abgeschmeckt: Ein Gedicht.
Tatarbällchen dazu oder besonders mageres Rindfleisch als Einlage (bei Hühnersuppe eben stattdessen Brustfilet) lassen auch den Hungrigsten anhaltend satt werden.

Wurst, Schinken...

Wurst

Die meisten Wurstwaren, die im Handel sind, enthalten entschieden zu viel Fett. Das gilt auch für die sogenannten „light"- oder „vital"-Sorten, die angeboten werden. Kaufen Sie nur Wurstsorten, auf deren Packungen/ Verkaufsschildchen eine Nährwerttabelle abgedruckt ist, wenn Sie LOW FETT 30 systematisch anwenden wollen.
Selbst bei Wurstsorten der gängigen Diätanbieter sind 60 bis 70% (!) der Kalorien aus dem Fett eher die Regel als die Ausnahme.

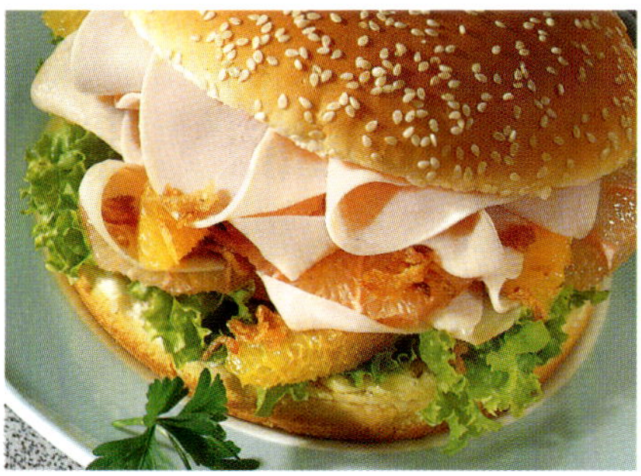

LOW FETT 30 ist Corned Beef (an der Theke!), Sülzen ohne sichtbares Fett, Roastbeef (Fettrand muß ab) und noch Bündner Fleisch und es gibt erste Versuche, Aufschnitt innerhalb der LOW FETT 30-Grenzen herzustellen.

Schinken

Schinken ist der LOW FETT 30-Brotbelag überhaupt: Lachsschinken, Puten- und Hähnchenbrust aufgeschnitten oder die besonders mageren Kochschinkensorten in verschiedensten Geschmacksrichtungen. Bei der „Finesse"-Range von Herta sind alle Schinken- und Geflügelbrustvarianten LOW FETT 30.

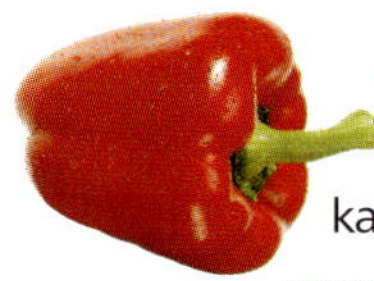

Nur mal so zur Erinnerung, was man damit machen kann: Abgesehen von einem ganz normalen Schinkenbrot (mit Gurke!) möchten wir hier mal an den längst vergessenen Hawaiitoast erinnern (nicht mit Käsescheibe sondern mit ein wenig geraspeltem Käse zubereiten), oder an Salatvariationen mit Schinkenstreifen. Köstlich auch eine selbstgemachte Schinkenpizza (wieder spaaaarsam mit dem Käse sein!!!) oder eine Nudelpfanne

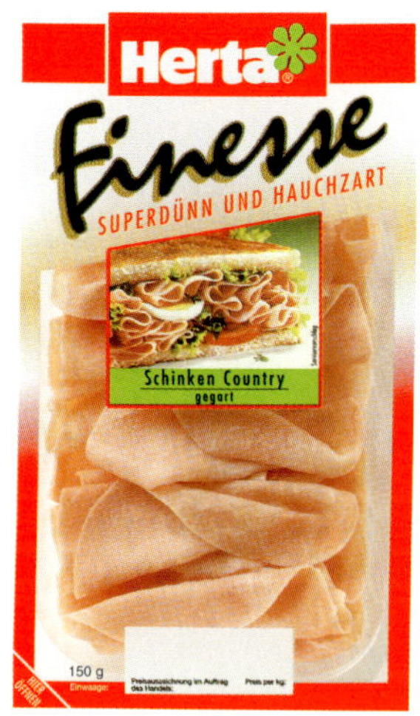

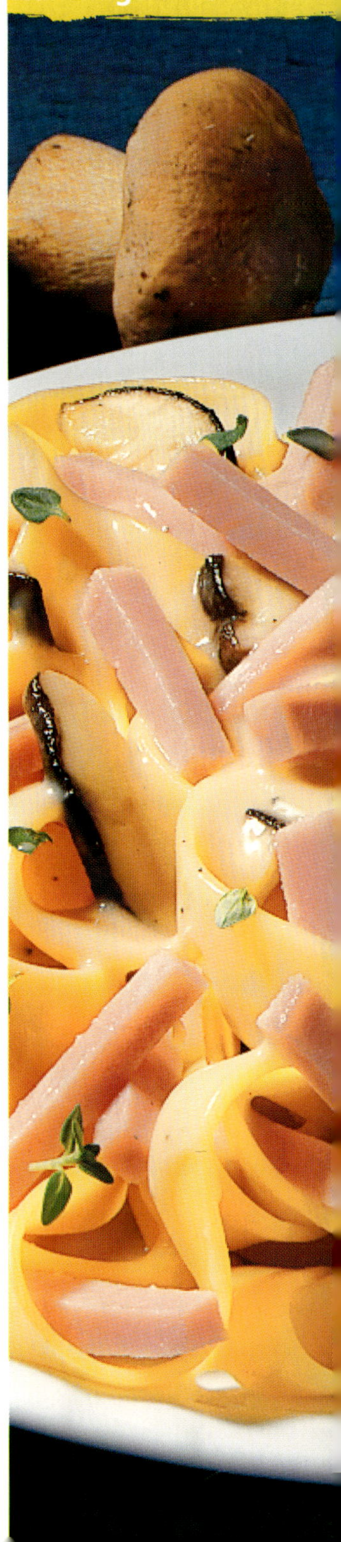

mit Schinkenstückchen. In einer Teflonpfanne angebraten mit einem Ei drüber gibt das eine herzhafte Mahlzeit.

Ach so:
Kartoffeln mit Ei überbacken und Schinkenwürfeln sind schon was für Schwerstarbeiter...
und trotzdem
LOW FETT 30!

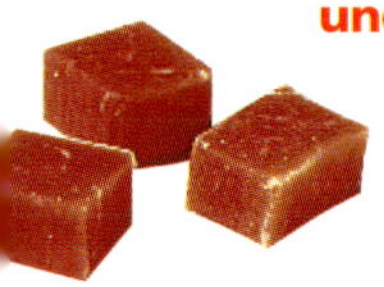

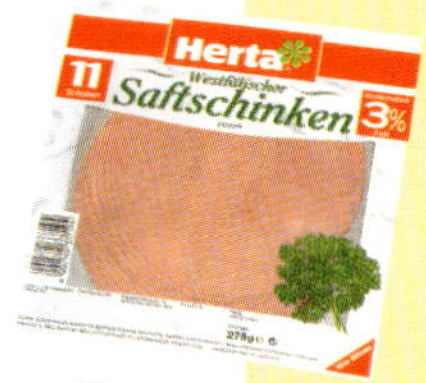

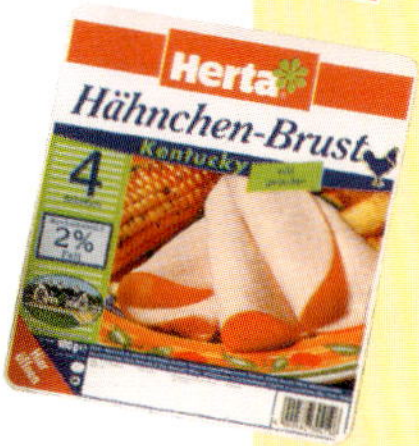

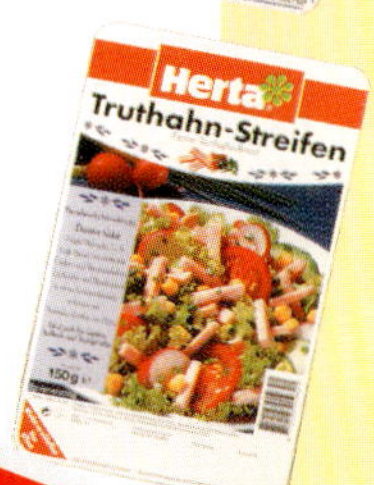

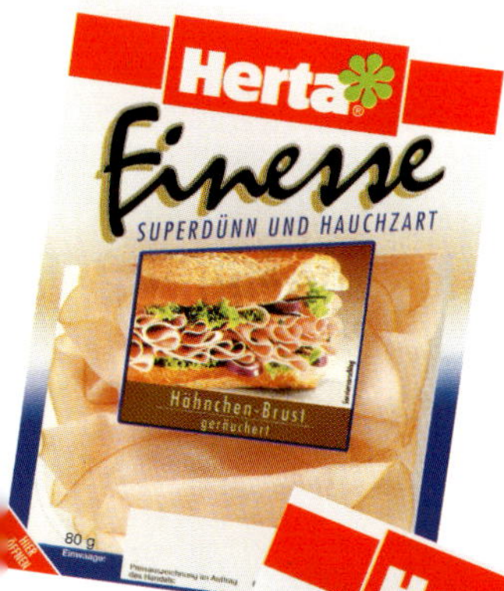

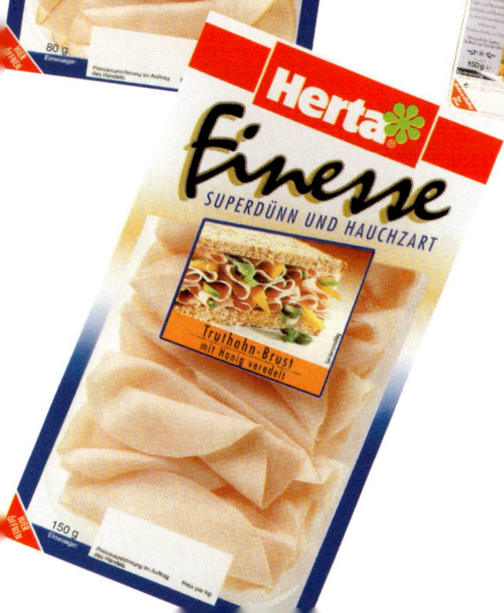

So machen Sie Ihre Sandwiches, Baguettes und Brötchen jeden Tag anders:

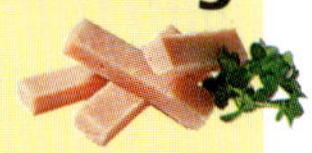

Zusammen mit diesen Schinkensorten können Ihnen alle Blattsalate, Gurken und Zucchini, Tomaten und frische Kräuter sowie eingelegtes Gemüse (von Cornichons über Mais bis hin zu Silberzwiebeln) als Belag dienen. Statt der sonst üblichen Mayo oder Butter nehmen Sie Magerquark, Senf oder Tomatenmark. Magerquark läßt sich wiederum mit allen Gewürzen geschmacklich verändern: Curry oder Chili, Schnittlauch oder Kerbel, Thymian oder Knoblauchpulver.
Und „on top" garnieren Sie Ihren Sandwich mit frischen Radieschenwürfeln, Kresse oder Zwiebelringen (kommt drauf an, mit wem Sie gerade verabredet sind!).

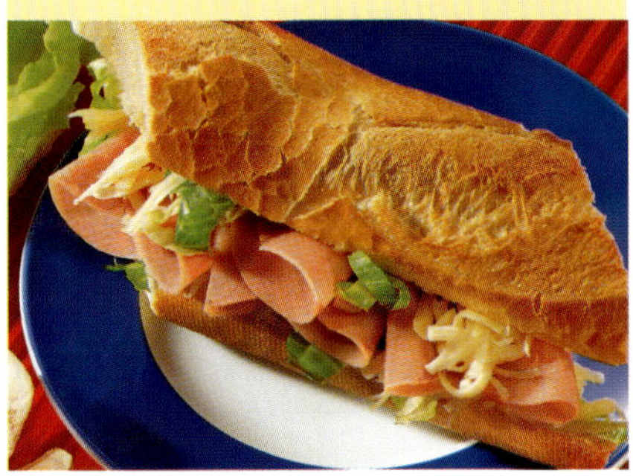

Fisch & Meeresfrüchte...

Fisch

Nehmen Sie Fisch auf Ihren Speiseplan. Möglichst oft, und wenn immer möglich, Seefisch. Er enthält nicht nur Jod, sondern auch die wertvollen mehrfach ungesättigten Fettsäuren, ist leicht verdaulich und äußerst vielseitig.

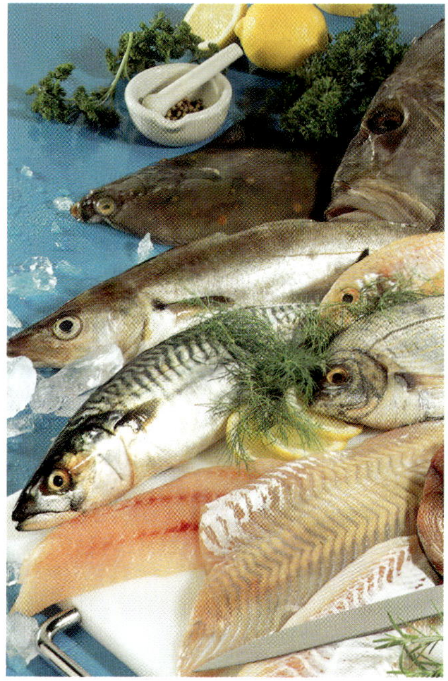

Fisch läßt sich hervorragend grillen, das gilt vor allen Dingen für Forellen, Makrelen, Heringe und Lachs. Weiße Fischsorten schmecken wunderbar, wenn man sie in ihrem eigenen Sud mit etwas Gemüse gart (bevorzugt in Alufolie) oder sie in einem Kräutersud „blau“ zubereitet.

Fisch ohne Fett in der Pfanne zu braten ist nicht so einfach.

Wer kreativ kocht, dem empfehlen wir, mit Fischfilets südländische Fischpfannen zuzubereiten; auch Paellas kann man ohne Fett machen oder versuchen Sie einmal eine Fischsuppe zu kreieren.

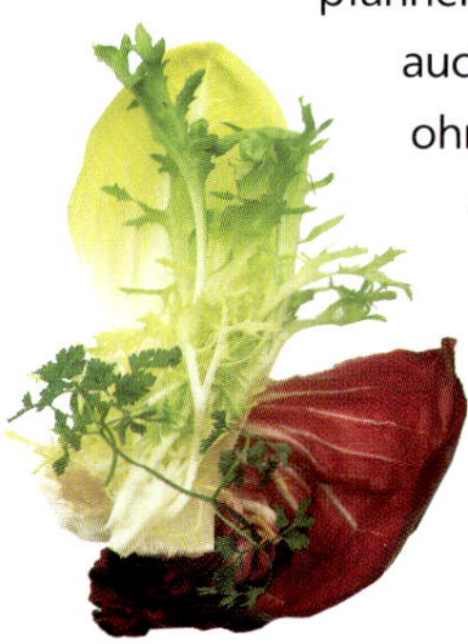

Seezungenröllchen mit Spinatfüllung sind ebenso LOW FETT 30 wie ein leckerer Scampi-Spieß vom Grill oder ... ganz köstlich ... ein Fisch-Fondue.

Am Schluß sei noch eine der edelsten Varianten der Fischzubereitung erwähnt: Das japanische Sushi oder Sashimi. Es handelt sich hierbei um rohen Fisch, der zusammen mit Reis und einer Meerrettich-Paste gereicht wird.

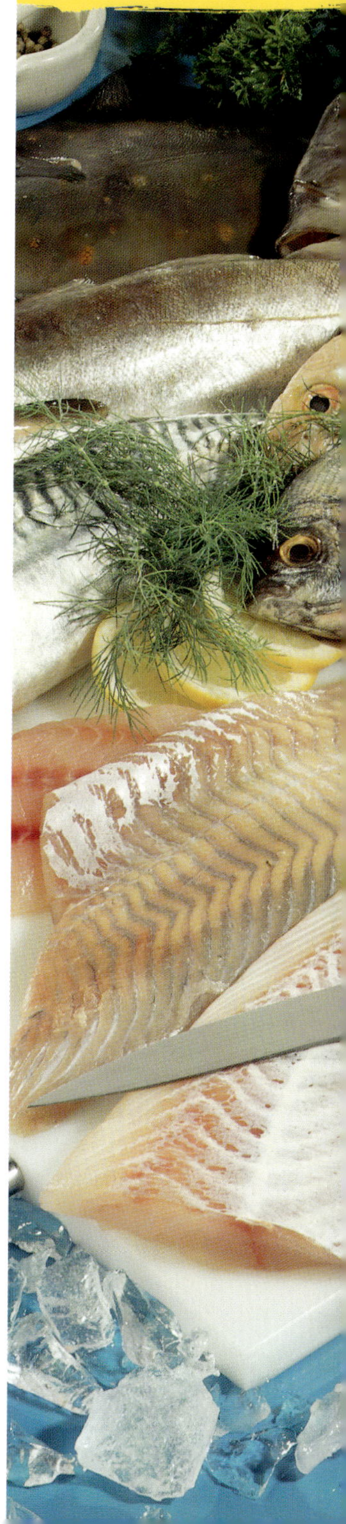

Er ist die reinste LOW FETT 30-Spielart, die wir kennen: Roher Fisch als perfekter Lieferant von hochwertigem Eiweiß, zusammen mit Reis als Kohlenhydrate-Träger. Für jemanden, der Sushi noch nicht probiert hat, mag die Vorstellung, rohen Fisch zu essen, etwas seltsam sein; aber wenn man Neuem gegenüber aufgeschlossen ist, sollte man es einfach 'mal probieren.

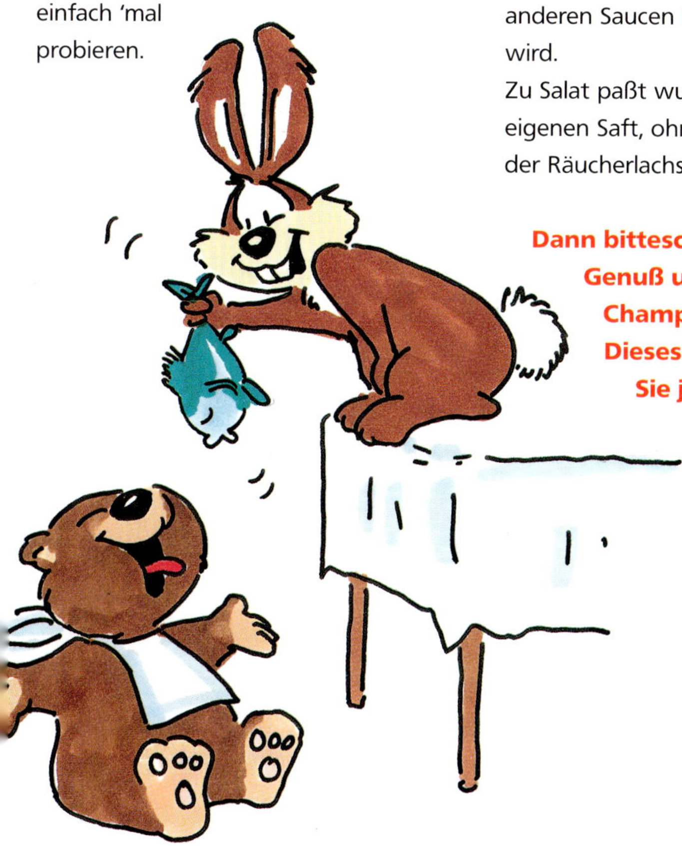

Geräucherter Fisch

Leider, leider .... es gibt nur einen einzigen Fisch, der geräuchert mit genau 30% zu den LOW FETT 30-Delikatessen gehört, und das ist die Forelle. Alle anderen geräucherten Fische liegen mit den Fettkalorien höher, ebenso die meisten Sorten Dosenfisch, der zudem von den Herstellern noch mit Remouladen und anderen Saucen kräftig „verfeinert" wird.

Zu Salat paßt wunderbar Thunfisch im eigenen Saft, ohne Öl, und wenn es der Räucherlachs sein soll:

Dann bitteschön mit Genuß und mit Champagner! Dieses Prinzip kennen Sie ja nun !!

Milch und Milchprodukte...

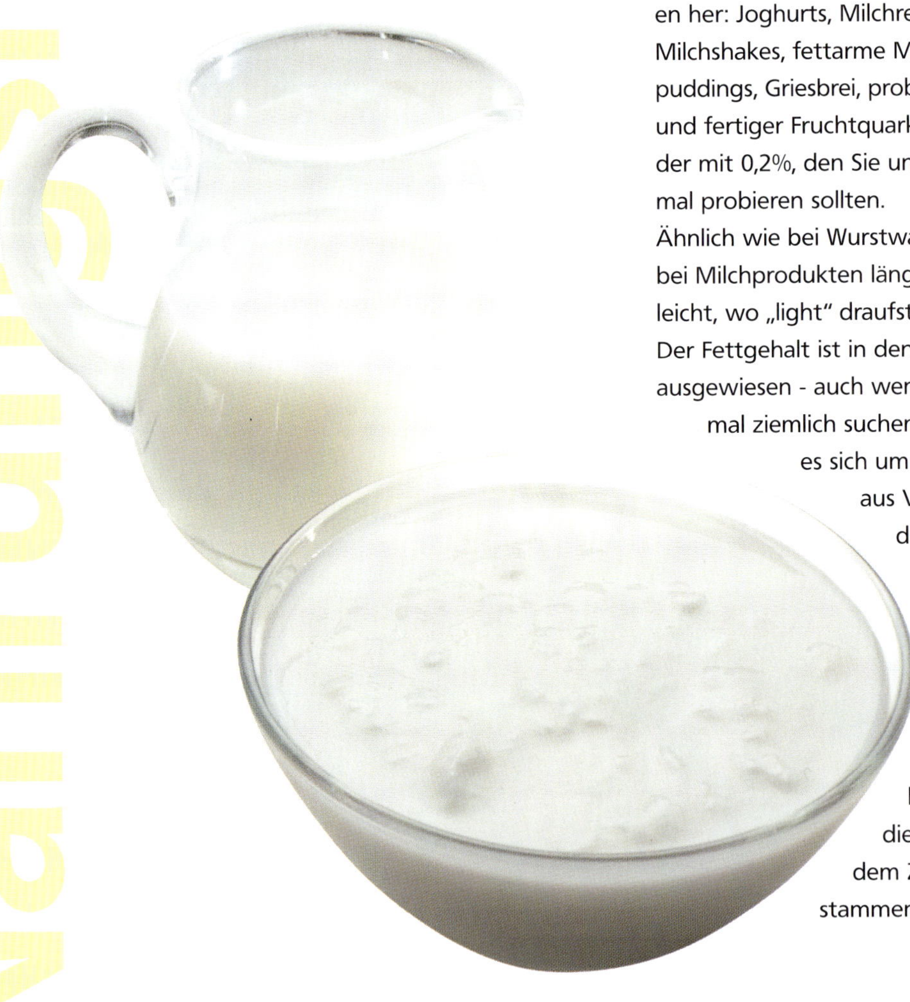

Milchprodukte

Die einzige LOW FETT 30-Käsesorte, die es gibt, ist Harzer Käse. Alle anderen Sorten sind für Ihre kleinen persönlichen Freßorgien reserviert.

Die Kühltheke gibt aber ansonsten unheimlich viel LOW FETT 30-Leckereien her: Joghurts, Milchreis, Buttermilch, Milchshakes, fettarme Milch, Fertigpuddings, Griesbrei, probiotische Drinks und fertiger Fruchtquark, bevorzugt der mit 0,2%, den Sie unbedingt einmal probieren sollten.
Ähnlich wie bei Wurstwaren ist auch bei Milchprodukten längst nicht alles leicht, wo „light" draufsteht.
Der Fettgehalt ist in den meisten Fällen ausgewiesen - auch wenn man manchmal ziemlich suchen muß. Handelt es sich um Milchprodukte aus Vollmilch, kann das entsprechende Produkt nur dann weniger als 30% der Kalorien aus dem Fett haben, wenn die Kalorien aus dem Zucker stammen.

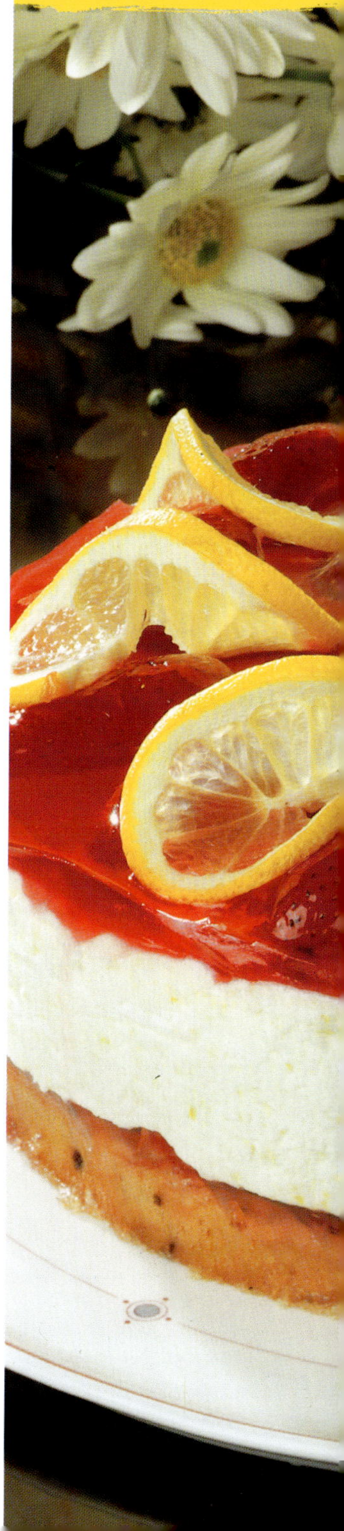

Meist enthalten solche Joghurts und Quarksorten dann etwa 120kcal pro 100g ... angesichts der Leichtigkeit, mit der man so eben einen 500g-Becher verdrücken kann, ist es vielleicht doch ratsam, den Gesamtbrennwert nicht völlig aus dem Auge zu verlieren:

A) 100ml Joghurt mit 3,8% Fett enthalten 120kcal (=28,5%),

B) 100ml Joghurt mit 1,5% Fett nur 80kcal (16,9%)

Angenommen, Sie löffeln 500g von Joghurt A, so sind das 19g Fett, im Falle B dagegen nur 7,5g, also weniger als die Hälfte. Das ergibt eine Ersparnis von 11,5g Fett. Wenn Sie sich jeden 2. Tag für den fettarmen von den beiden Joghurts entscheiden, sparen Sie im Jahr 2.093g Fett, und Ihr Körpergewicht wäre am Ende des Jahres alleine aus dieser Differenz 3 Kilo geringer.

Es lohnt sich also, die Augen beim Einkaufen aufzuhalten.

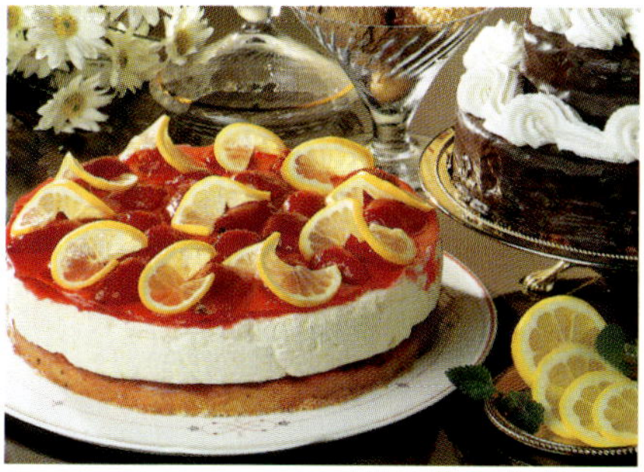

Desserts aus Milchprodukten

Mit Joghurt und Früchten, auch in Kombination mit Biskuitboden, lassen sich verführerische Desserts zubereiten. Der Joghurt (mit frischen Erdbeeren oder auch TK-Himbeeren) wird zur Mousse, wenn Sie ihn mit Gelatine binden und beim Gelieren noch 2 steifgeschlagene Eiweiße unterheben. Joghurts, vor allem die probiotischen Sorten, eignen sich gut als bekömmliche Verfeinerung des Frühstücksmüslis.

Mit 1,5%iger Milch und frischen Erdbeeren oder einer Banane erhalten Sie einen cremigen Milchshake, mit Magerquark und einem „Früchtecocktail“ aus der Dose einen schnellen Nachtisch.

Es macht unglaublichen Spaß, mit LOW FETT 30 zu experimentieren. Wie wär´s denn einmal mit einer LOW FETT 30-Fete für die Freunde, die schon lange über ihre Figur jammern??

Gemüse, Obst und Sauerkonserven...

Gemüse und Obst

Alle Obst-und Gemüsesorten sind LOW FETT 30, einzige Ausnahme: Oliven und Avocados.

Kohl, im Idealfall roh, soll angeblich Stoffe enthalten, die dem Darmkrebsrisiko entgegenwirken. Wer gerne knabbert, ist mit Karotten, Kohlrabi, Apfelscheibchen, Birnen, Salatgurke und Salatblättern bestens bedient. Vor einigen Jahren wurde ein Buch angeboten, in dem die Autoren behaupteten, daß spezielle Lebensmittel bezüglich ihres Brennwertes „negativ“ bilanzieren würden. Birnen und Äpfel, Karotten und Zwiebeln wurden als Obst, bzw. Gemüsesorten bezeichnet, die als Rohkost für den Verdauungsprozeß mehr Kalorien benötigen als sie selbst haben. Also, drei Minuten heftiges Knabbern einer Karotte, die nur 20 Kalorien hat, dann die wenigen Nährwerte rausziehen und den Rest abtransportieren? Könnte vielleicht hinkommen ... . Falls Sie nach eifrigem Verzehr von Obst Zahnschmerzen bekommen, ist die Fruchtsäure daran schuld (besonders häufig bei Äpfeln). Dagegen hilft nur: Weniger davon essen. Die harten Äpfel und Rohkost, bei der Sie abbeißen sollten (nicht raspeln!), pflegen zusätzlich Ihre Zähne,

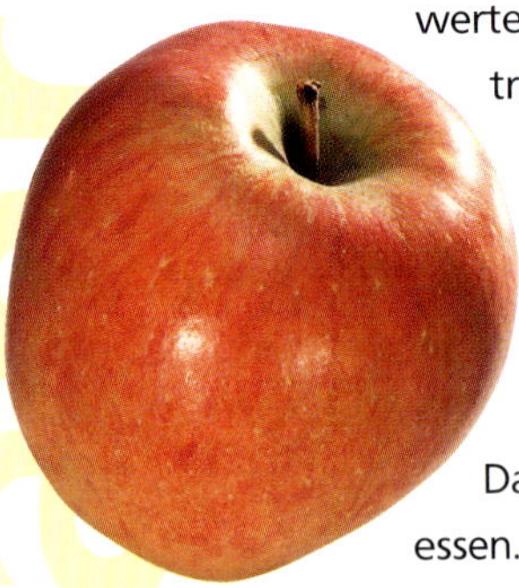

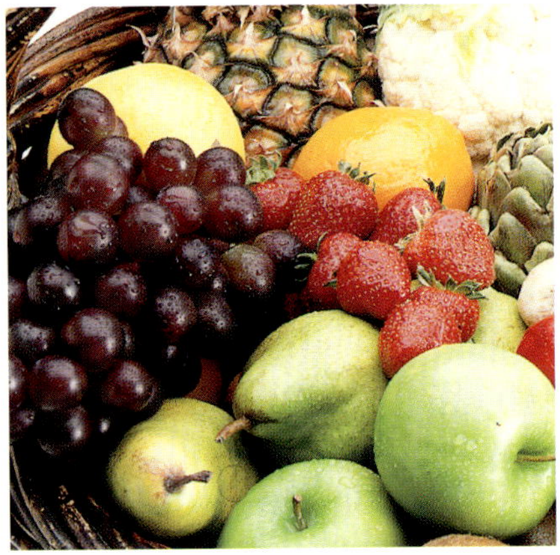

die Folge: Ihr Zahnarzt nervt Sie nicht so mit dem Entfernen von Zahnstein. Äpfel sind ernährungsphysiologisch besonders wertvoll; das gilt speziell für die Sorte Cox Orange, deren harte Schale besonders viel Pektin enthält und damit einen wertvollen Beitrag zu Ihrer Verdauung leistet. Honigmelonen (und ihre anderen zuckrigen Verwandten wie die Netzmelone oder die Cantaloupe-Melone) liefern zwar viel Wasser, haben aber wenig Ballaststoffe, dafür umso mehr Zucker. Geben Sie ballaststoffreichen Obst-und Gemüsesorten den Vorzug.

Salate

Vorsicht bei Salaten mit viel Bitterstoffen wie Radiccio, Chicoree oder Endivie: Bitterstoffe machen Appetit. Falls Sie von Hause aus schon genügend Appetit haben, sollten Sie diese Sorten einfach weglassen.

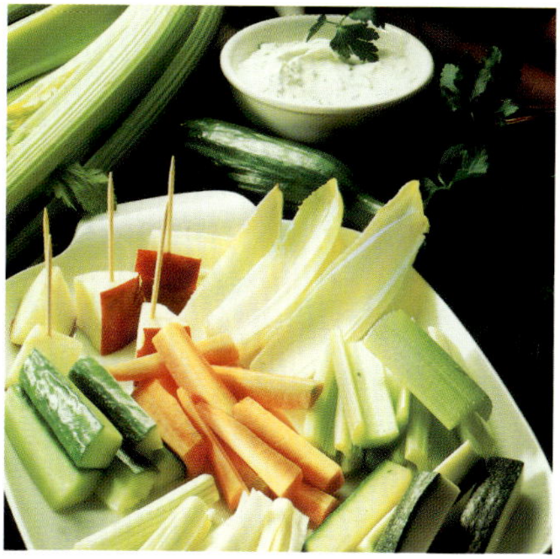

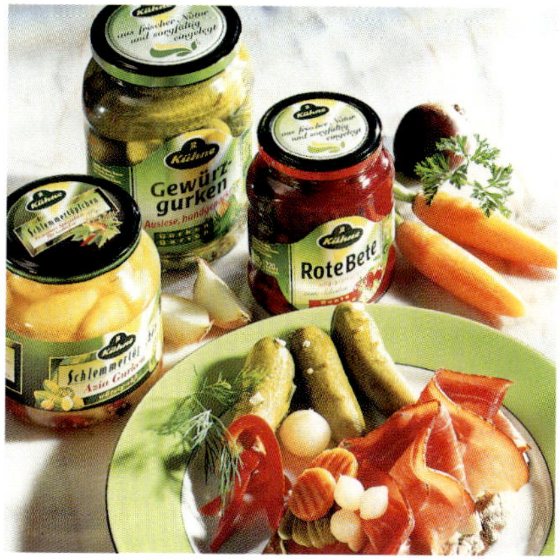

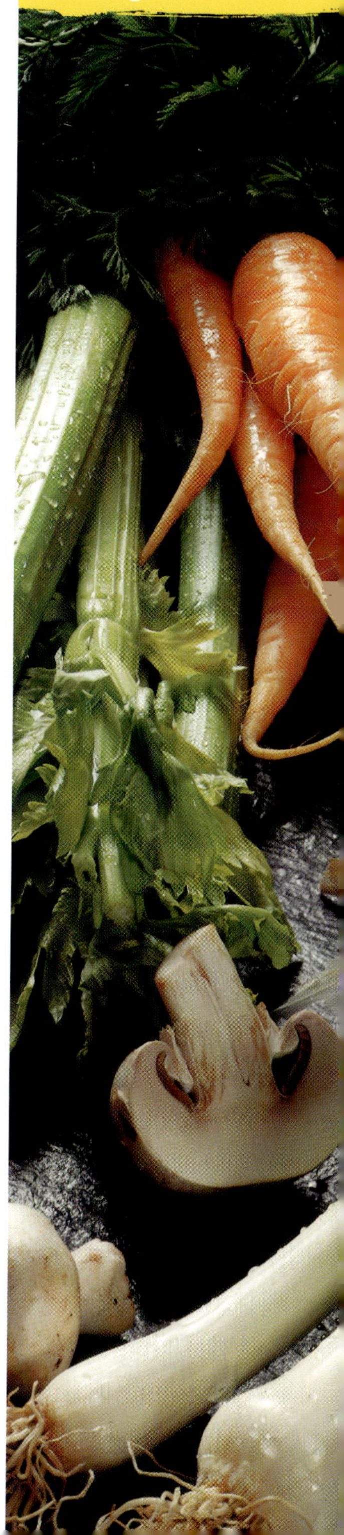

Rohkostsalat

2 Karotten, 1 Kohlrabi, 1 Salatgurke, 2 Bund Schnittlauch, 1 Bund Radieschen, 1 rote Paprika, 1 Glas Cornichons alles fein raspeln bzw. klein würfeln, 1 EL Pflanzenöl zugeben, gut vermengen und über Nacht ziehen lassen.
Eine Portion für´s Büro (dazu Brot), eine für einen vegetarischen Döner (dazu selbstgemachte Joghurtsauce) und eine für abends zu gegrilltem Fleisch.
Immer noch was übrig ? Hält sich prima bis morgen !!

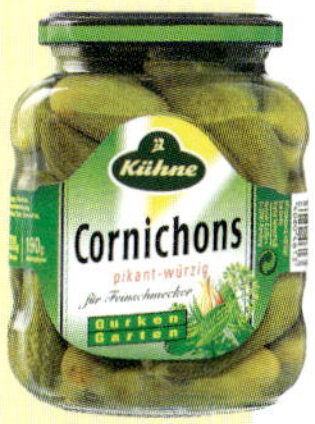

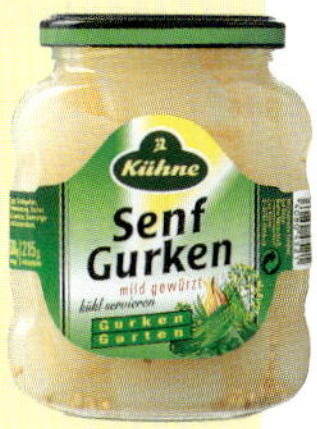

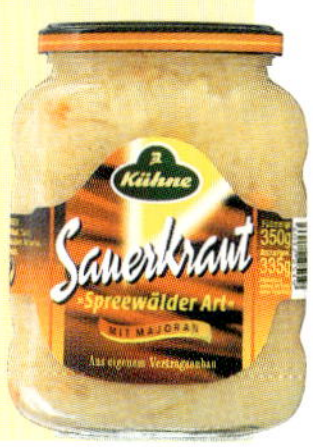

Sauerkonserven

Ja, ja, die lange verschmähten Sauerkonserven sind bei LOW FETT 30 wieder richtig in. Zum einen machen sie aus einem einfachen Schinkenbrot ein hinreißendes Häppchen, zum anderen kann man gegen Frust und Langeweile, Verdauungsstörungen und faden Geschmack bedenkenlos Sauerkraut, Essiggurken, Senfgurken oder Silberzwiebeln vertilgen. Praktisch kein Fett drin.

Sauerkraut enthält sehr viel Vitamin C und schmeckt auch in der Kombination mit Rindfleisch (Szegediner Goulasch), als Beilage zu Braten oder als Sauerkrautsalat mit frischer Ananas. Sauerkonserven eignen sich als Füllung von Rinderrouladen, als Beilage zur Grillfete und geben Salaten eine besonders pikante Note.

Brotaufstriche und Saucen...

Brotaufstriche

Sie lieben Butter auf´s Brot. Ist auch lecker. Ihre Entscheidung, ob Sie das tun ... LOW FETT 30 ist Butter sicher nicht, aber köstlich.

Wir haben ein paar interessante Vorschläge, falls Sie sich überhaupt vorstellen können, den Butternapf ´mal stehenzulassen. (Nur der Vollständigkeit halber: Halbfettmargarinen und ihre Anverwandten sind samt und sonders nicht LOW FETT 30 ...)

Quark ist ideal für das Frühstück. Mit frischem Obst, Gelee oder Marmelade „on top" werden Sie nichts vermissen. Zwischen Wurst und Brot wird´s schon schwieriger. Lecker, wenn man Tomaten mag, ist dünn verstrichenes Tomatenmark oder Tomatenketchup.

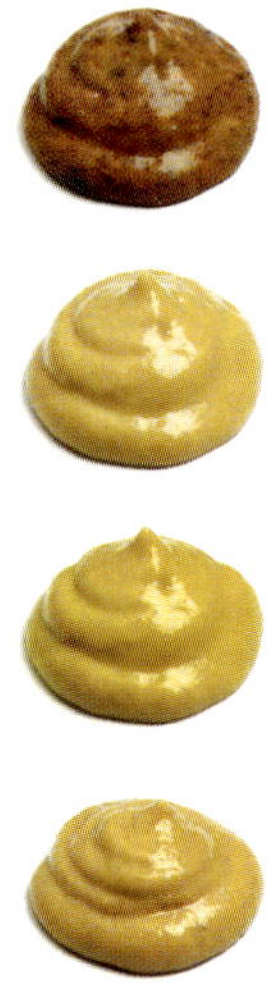

Auch süßer Senf ist LOW FETT 30. Falls Sie die herzhaften Variante bevorzugen: Die scharfen Senfsorten sind zwar nicht LOW FETT 30, aber sie haben deutlich weniger Fett als Butter oder Halbfettmargarine. Solo oder mit Quark verrührt geben sie eine prima Unterlage für leckere Schinkenbrötchen. Sehen Sie sich dazu genau die Nährwerttabellen auf den Produkten an.

Augen auf bei fertig gerührten Brotaufstrichen aus Quark oder Joghurt. Die meisten werden aus Sahnejoghurt oder Sahnequark (10 bis 20% Fett in Trockenmasse) hergestellt, das bedeutet: je nach Zubereitung haben diese Fertigprodukte ab 50% der Kalorien aus dem Fett!

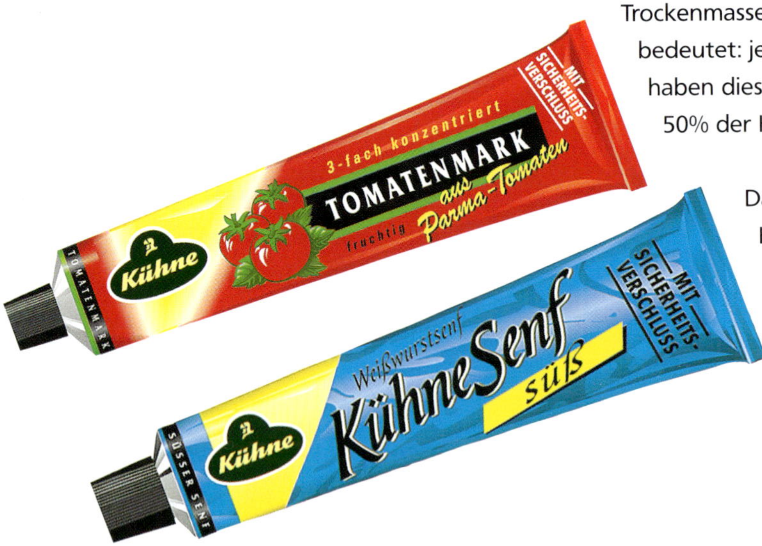

Dabei kann man Kräuterquark und Tzatziki ganz einfach mit Magerquark oder -joghurt selbst zubereiten.

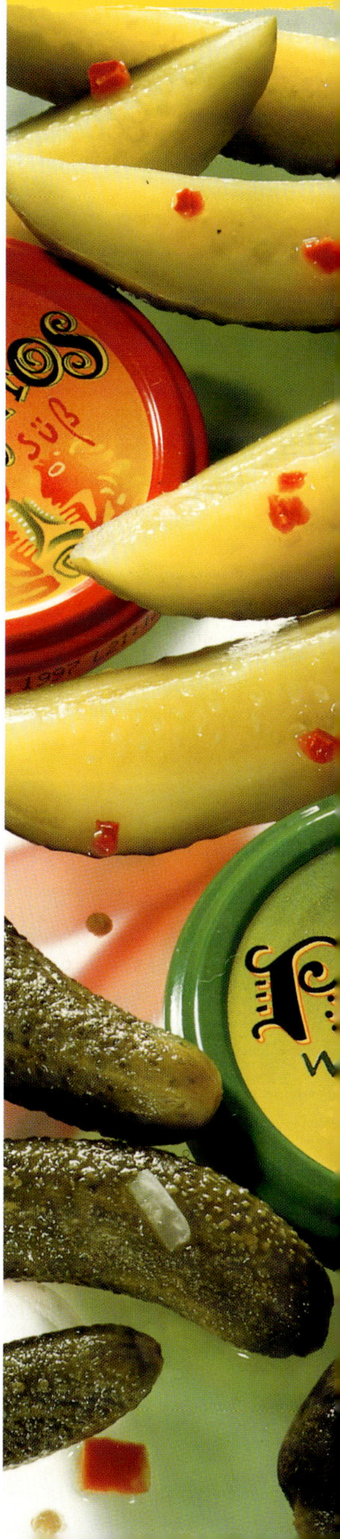

Saucen

Saucen zu Nudeln und Saucen für den Salat sind ein interessantes Thema. Tomatensauce, noch dazu selbstgemachte, ist eigentlich immer LOW FETT 30, vorausgesetzt, Sie geben nicht noch Öl dazu. Bei Fertigsaucen sollten Sie sich das Etikett ansehen, ob unter „Zutaten“ irgendwelche Öle oder Fette vermerkt sind.
Fertige Salatsaucen sind leider nur ganz, ganz selten LOW FETT 30. Rechnen Sie unbedingt die Nährwerttabellen dazu nach.

Wenn Sie Salatsauce selbst machen, nehmen Sie Essig, verdünnen Sie ihn mit Wasser, geben Sie die Kräuter dazu, die Sie gerne mögen, rühren Sie ein bis zwei Kaffeelöffel Senf hinein und geben Sie einen TL Öl dazu. Der TL Öl reicht, um die fettlöslichen Vitamine aus dem Salat zu holen, versorgt Sie mit essentiellen Fettsäuren und mit einer Scheibe Brot als Beilage oder frischen Pellkartoffen haben Sie ein perfektes LOW FETT 30-Gericht.

LOW FETT 30-Salatsauce „Joghurt/Orange“

Das ist eine Sauce, die sich für feste Blattsalate eignet, oder aber erst unmittelbar vor dem Verzehr auf dem Salat verteilt werden sollte, damit er nicht matschig wird:
100 ml 0,1% cremiger Joghurt,
Saft einer Orange,
2 Orangen in mundgerechte Stücke geschnitten,
1 mittlere Zwiebel ganz fein hacken und mit heißem Wasser überbrühen,
1 EL Zucker, Pfeffer aus der Mühle und etwas Curry ....alles gut mischen, etwas ziehen lassen ....

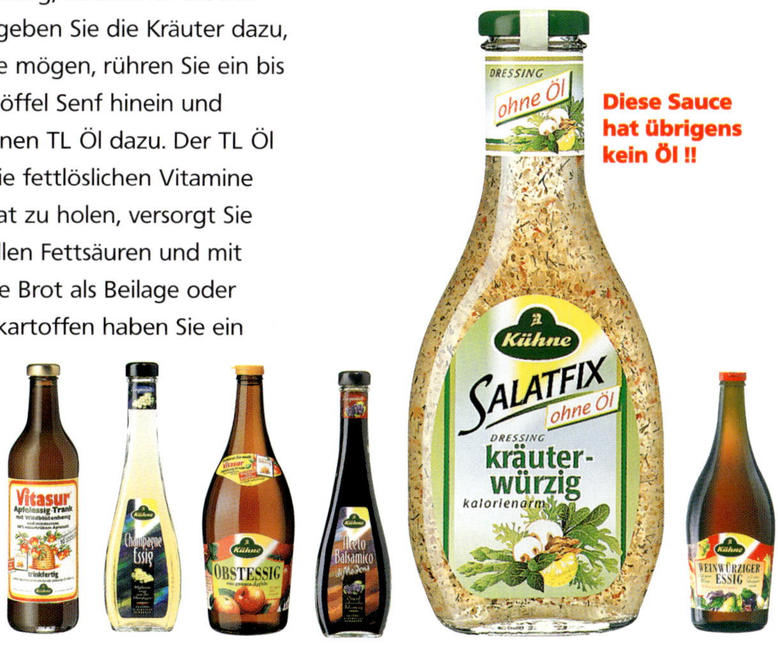

Diese Sauce hat übrigens kein Öl !!

Fertiggerichte...

Bei Fertiggerichten, speziell Pasta- und Reisgerichten aus der Tüte, Fertigsuppen, Dosengerichten, aber auch Produkten aus der Tiefkühltheke, ist es erstaunlich, wie viele davon LOW FETT 30 sind.

Es ist also auch für Berufstätige und notorische Kochmuffel kein Problem, sich LOW FETT 30-gerecht zu ernähren. Man muß nicht unbedingt die erheblich teureren Fertiggerichte zum Abnehmen kaufen, ebenso sind Sie nicht auf irgendwelche Versender von Diätprogrammen angewiesen: Auch die „normalen" Lieferunternehmen von Tiefkühlkost haben LOW FETT 30-Produkte im Programm, Sie müssen sich nur die Nährwerttabellen schicken lassen und eben ein bißchen rechnen, damit Sie wissen, welche Produkte passen.

Achten Sie darauf, sich nicht ständig von Fertiggerichten zu ernähren. Die darin enthaltenen Geschmacksverstärker regen meist den Appetit an und es schadet sicher nicht, auch Produkte zu essen, in denen keine Geschmacksverstärker, Stabilisatoren, Farbstoffe oder Konservierungsmittel enthalten sind.

Frische Zutaten schonend zubereitet, dazu viel Rohkost und Vollwertprodukte sind ernährungswissenschaftlich mit Sicherheit das Optimum. Es ist ein Problem unserer Zeit, daß wir diese nur noch selten zum Kochen verwenden. Wir sollten viele Dinge nicht nur vom Kopf her machen, also immer die Vernunft siegen lassen, sondern den Bauch mitentscheiden lassen und uns nicht fremden Diktaten beugen.

Wir wollen Bequemlichkeit, Genuß, ein bißchen sündigen, aber dennoch so gesund wie möglich sein.

Mit LOW FETT 30 kommen wir dieser Quadratur des Kreises schon ziemlich nahe.

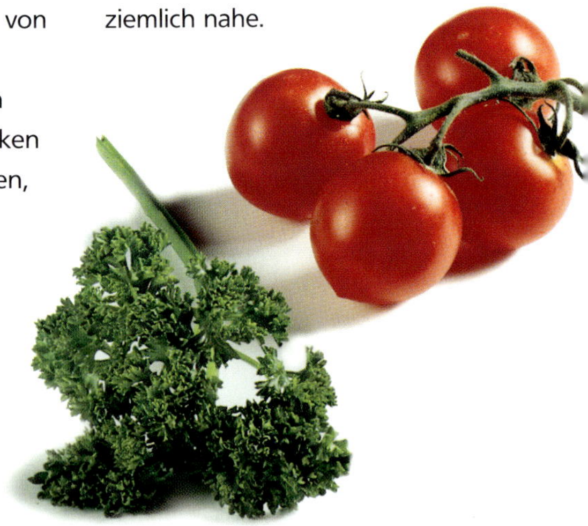

Essen in Restaurants...

LOW FETT 30 in Restaurants

In vielen Restaurants wird mit viel zu viel Fett gekocht, weil die Auffassung, daß Fett ja ein Geschmacksträger ist, dazu führt, ordentlich „Geschmacksträger" in jedes Gericht zu klatschen. Jede Suppe mit Sahnehäubchen (brrrrr), das gegrillte Filetsteak kommt mit zerlaufener Kräuterbutter (wenn Sie es fettarm bestellt haben, schicken Sie es gnadenlos zurück: Sie ordern ja wohl nicht ein teures Stück mageres Rindfleisch, lassen es fettfrei grillen, um sich dann die Butter in Massen unterjubeln zu lassen!), die Tomatensauce auf den Nudeln ist eine Öl-Tomatensauce ... igitt .. und der Salat sieht wegen des halben Liters Thousand Island Dressing, in dem er ertränkt worden ist, aus wie eine Frisur nach einem Wolkenbruch: Platt und schlapp! Dabei wären diese Gerichte schon der letzte Ausweg, wenn man im Restaurant etwas essen will, was LOW FETT 30 angeht.

Vielleicht funktioniert noch der Tafelspitz oder das Pfund Spargel. Selbst beim gekochten Spargel kann man erleben, daß er einem in Sauce oder Butter schwimmend vor die Nase gesetzt wird.

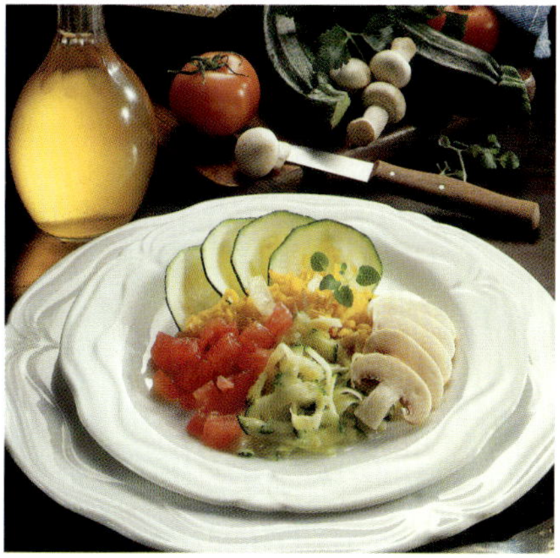

Liebe Restaurantbesitzer, liebe Hoteliers, liebe Köche: So wie es Kinderteller gibt und Rubriken „Für den kleinen Hunger" würden wir uns riesig freuen, wenn da auch eine Rubrik „LOW FETT 30" erscheinen würde. Das gilt für das Frühstücksbuffet ebenso wie für die Speisekarte beim Italiener! DANKE.

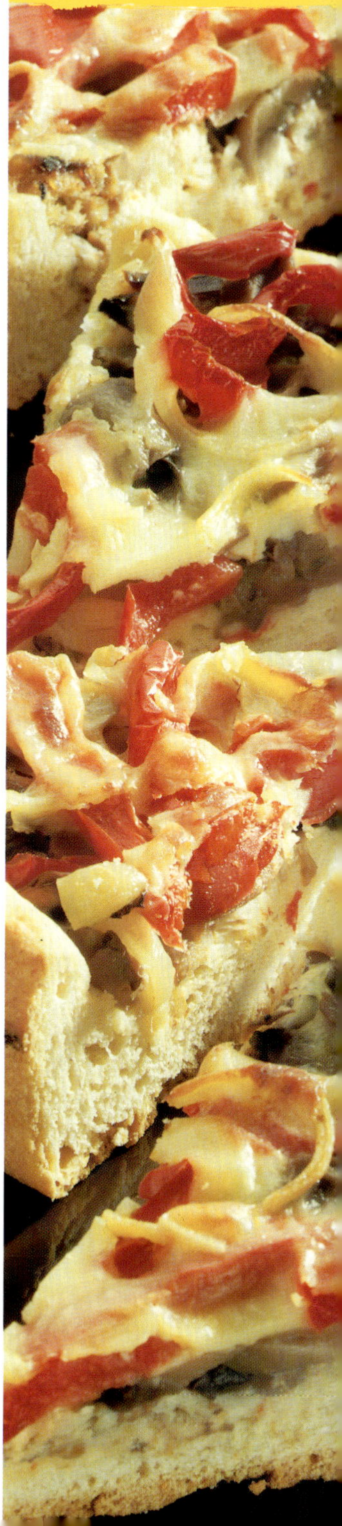

Knabberspaß...

Laugengebäck und „Chips"

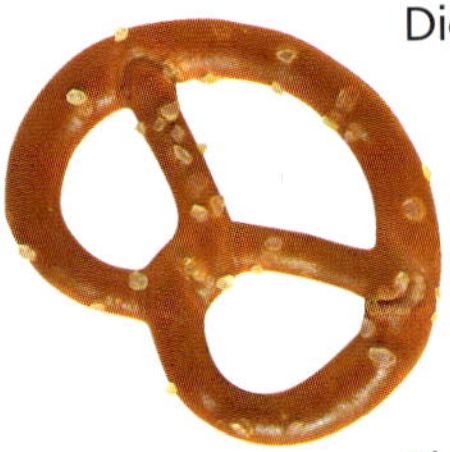

Diejenigen, die schon einigermaßen figurbewußt gelebt haben, hatten ein Thema komplett abgehakt: Die geliebten Fernseh-knabbereien. Eine Tüte Chips steigert die Spannung von Krimis und das Happy-End der Schnulze ... und wer mit der Figur im Clinch liegt, hat auf diesen Genuß oft verzichtet. Halleluja, das muß überhaupt nicht so sein. Bei LOW FETT 30 gibt´s Knabbervergnügen ohne Reue!

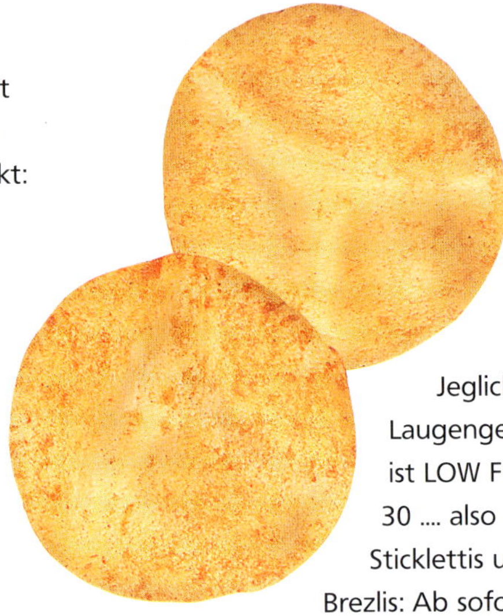

Jegliches Laugengebäck ist LOW FETT 30 .... also Sticklettis und Brezlis: Ab sofort in Deckung ... !!! Bei Parties, wenn die Dünnen sich die Chips und

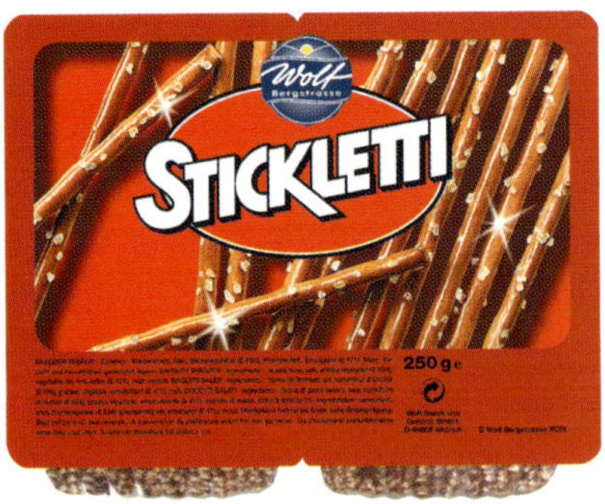

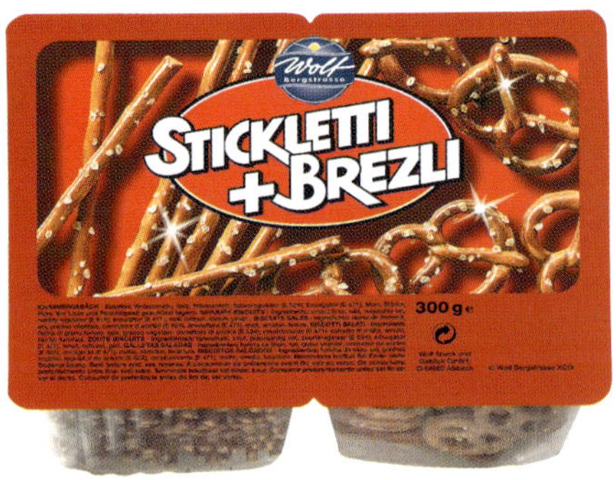

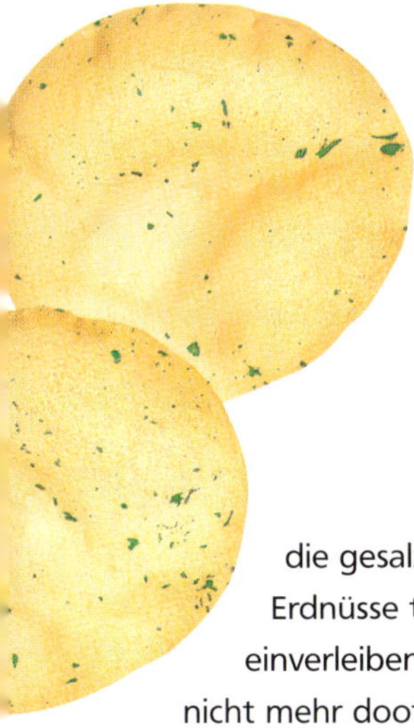

die gesalzenen Erdnüsse tütenweise einverleiben, muß man nicht mehr doof daneben- stehen, sondern kann sich stattdessen die Schale mit dem Laugengebäck sichern und kräftig mithalten.

Darüberhinaus gibt es - erst seit ganz kurzer Zeit - „Chips", die gebacken und nicht fritiert sind. Das heißt: Die Kalorien aus dem Fett liegen bei 20% der Gesamtkalorien, weil bei der Zubereitung auf Fett weitestgehend verzichtet wurde. Sie können also, wenn Sie das wollen, ab sofort jede Soap-Opera mit genüsslichem Knuspern untermalen. Da kommt das schöne, längst vergessene, wohlige Gefühl wieder, das wir früher hatten, als unser Jeansbund noch kein Problem war.

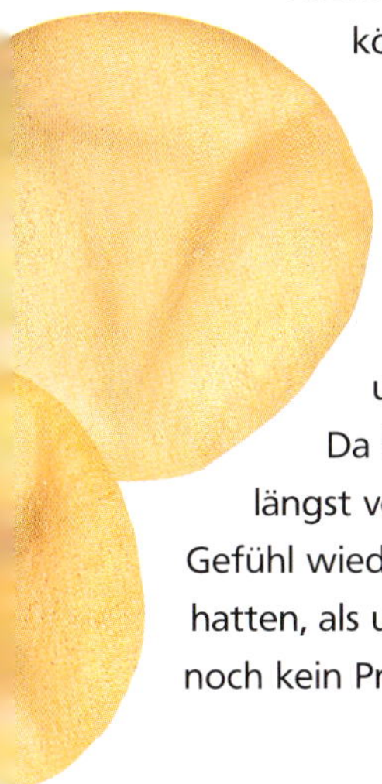

Bei langen Fernsehabenden .... oder beim Kartenspielen mit Freunden ... empfiehlt sich dazu ein Dip:
0,1 %iger Joghurt
1 Bund Schnittlauch, 1 Bund Dill
Salz, Knoblauch, und dazu geraspelte Salatgurke.
Etwas ziehen lassen.

Gemüse zum Knabbern

Wer´s besonders abwechslungsreich mag ... und die Schnibbelei nicht scheut ... kann zu einer solchen Schüssel Dip auch noch folgende Knabbersachen reichen: Gestiftelte Möhren, Kohlrabi, Stauden- sellerie, das Knabbergebäck, also die gebackenen „Chips" (davon gibt's drei verschiedene Sorten!), Laugenstangen und Laugenbrezeln, kleine Spieße mit sauren Gürkchen, Silberzwiebeln und Artischockenböden, ebenso verschiedene knusprige Brotsorten, also Zwieback oder Knäckebrot.

Sie werden staunen, mit welcher Geschwindigkeit das alles weggeknabbert wird.

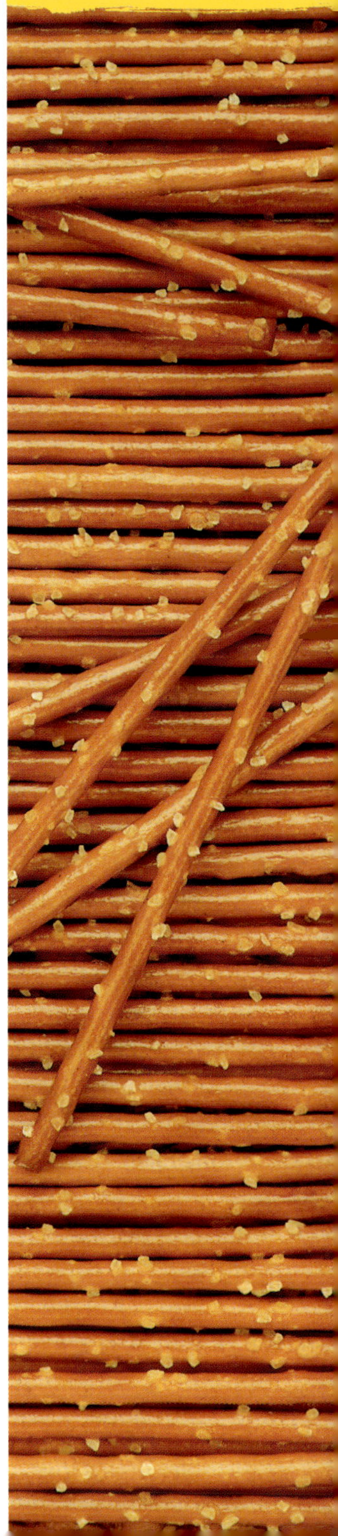

Gummibärchen & Co. ...

Süßigkeiten

Wir haben es ja schon angekündigt. Im Gegensatz zu herkömmlichen Reduktionsdiäten dürfen Sie bei LOW FETT 30 eine ganze Reihe von Süßigkeiten nach Herzenslust essen.

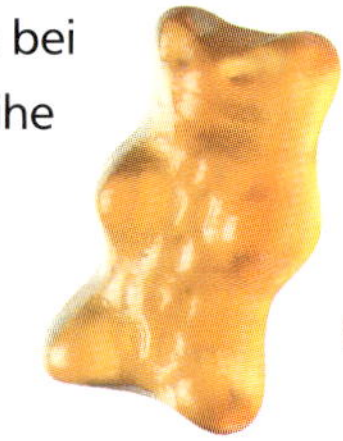

Fangen wir bei unseren persönlichen Favoriten an: Den Gummibärchen (Kenner essen natürlich nur den originalen, kleinen, harten Gummibär, den, der angeblich eine faire Chance hat, bevor ihn ein gieriger Showmaster verschlingt ... also: Bei uns hat er eindeutig **keine** faire Chance !).

Alle Gummiwaren, ob das Gummibärchen, Frösche, Colaflaschen, Teufel oder Mäuse sind, alle, alle sind sie LOW FETT 30.

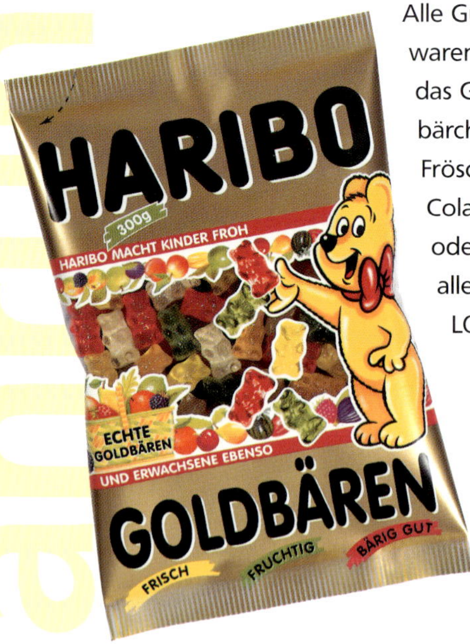

Lakritze ist auch LOW FETT 30, wenngleich man davon nicht so viel essen sollte, weil der Blutdruck steigen kann.

Das Lakritzkonfekt ist gerade noch LOW FETT 30, also auch kein Problem und sämtliche Kaubonbons, ob Fruchtgeschmack oder Pfefferminz, können Sie ebenfalls vertilgen.

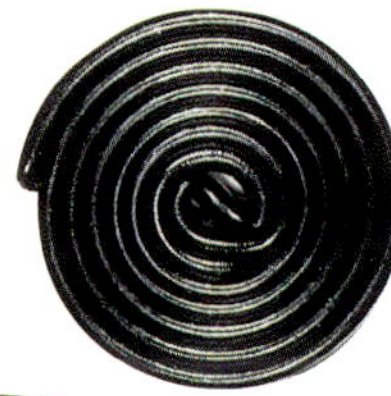

Einige Schoko-Schaumkuß-Sorten sind LOW FETT 30 ... trotz Schokoladenüberzug ... das ist auch eine feine Sache, wenn man ein unverbesserlicher Süßschnabel ist. Alle Schaumwaffeln ohne zusätzliche Schokolade sind LOW FETT 30, Pfefferminzdrops und Fruchtbonbons, Brausestangen und Geleefrüchte, es gibt unendlich viele Süßigkeiten ohne Fett.

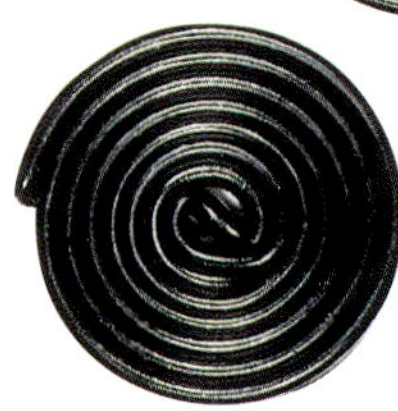

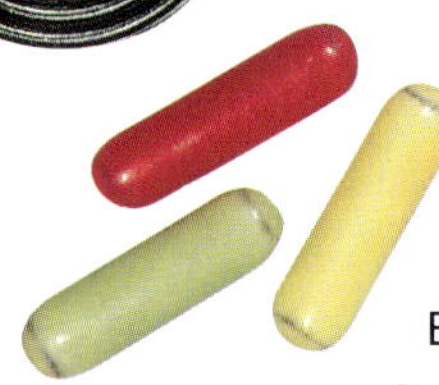

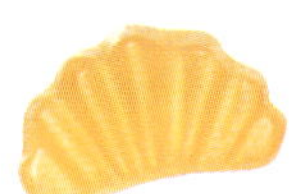

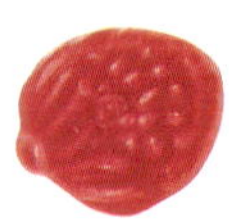

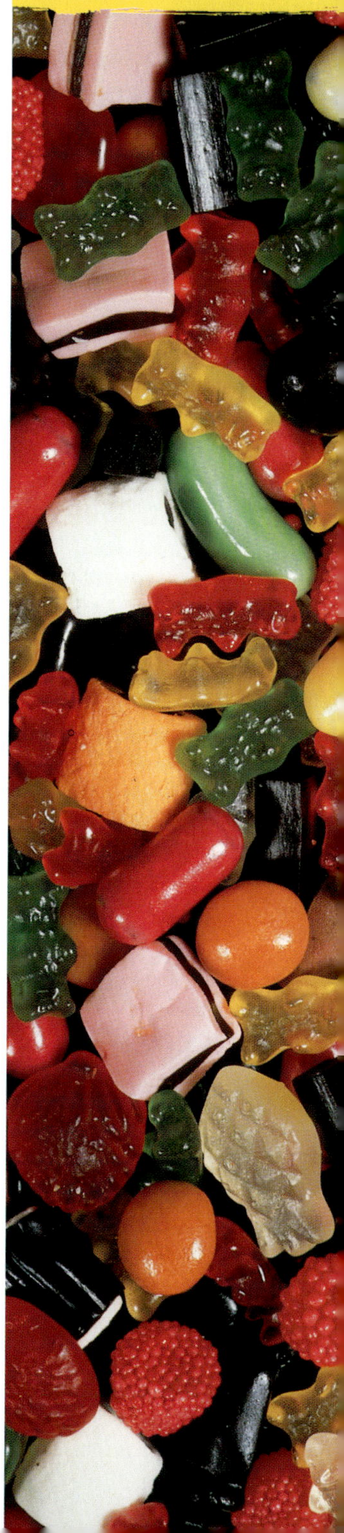

Eis

Selbstgemachtes Eis, also Fruchtsorbets aus Erdbeer, Maracuja oder Pfirsich, Zitroneneis oder Orange ... no problem .. "echte" Sorbets aus Fruchtfleisch, Zucker und Eiweiß sind völlig fettfrei. Auch das Softeis einer namhaften Fastfoodkette ist ebenfalls LOW FETT 30 .... und wenn es Sauce dazu sein soll, die Erdbeersauce hat garantiert kein Fett!

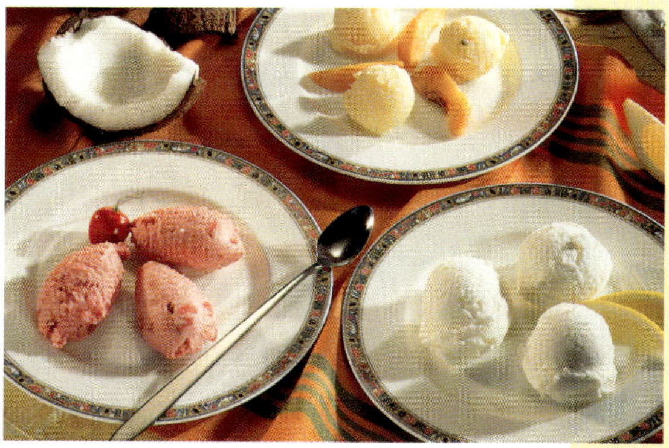

Wenn Sie sich ein Eis am Stiel holen oder in der Tüte, dann können Sie auch hier auf LOW FETT 30 achten, es gibt tatsächlich einige geeignete Sorten ... in dem Moment, wo ein dicker Schokoüberzug am Eis ist, ist es aber garantiert nicht mehr LOW FETT 30.

Es gibt Momente, da muß es einfach der geliebte Schokoriegel mit den Erdnüssen sein und Tage, da hilft einem nur noch die Tafel Marzipanschokolade über die Krise.

Tun Sie´s. Essen Sie sie. Bitte. Und seien Sie glücklich dabei. Ärgern Sie sich bitte nicht über sich selbst und machen Sie sich keine Vorwürfe: Man kann nicht ein Leben lang ohne Schokolade leben, egal ob man dick oder dünn ist, wenn man gerne Schokolade ißt.

Aber mit LOW FETT 30 haben Sie eine Richtschnur, die Ihnen hilft, sich BEWUSST zu entscheiden, auch bewußt für eine 300g Tafel Nußschokolade. Schon das Wissen, wo die versteckten Fette lauern, verbunden mit einer gewissen Umorientierung bei der Ernährung und bei der Bewegung können Ihnen zu der Figur verhelfen, die Sie sich schon so lange wünschen.

Süße Backwaren...

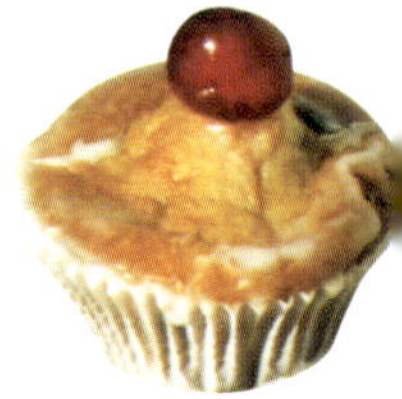

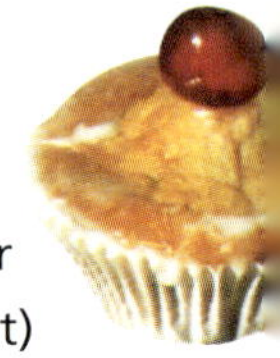

Kuchen

LOW FETT 30 liefert Ihnen eine reiche Palette an Kuchen und Torten. Man muß nur wissen, wie man sie macht. Also: Biskuitteige vor! Biskuitrollen mit Quarkcreme-Füllungen, Torten mit Biskuitböden und Joghurt/Quark-Aufbau oder Obsttorten mit Biskuitboden, Vanillepudding und darauf frisches Obst.

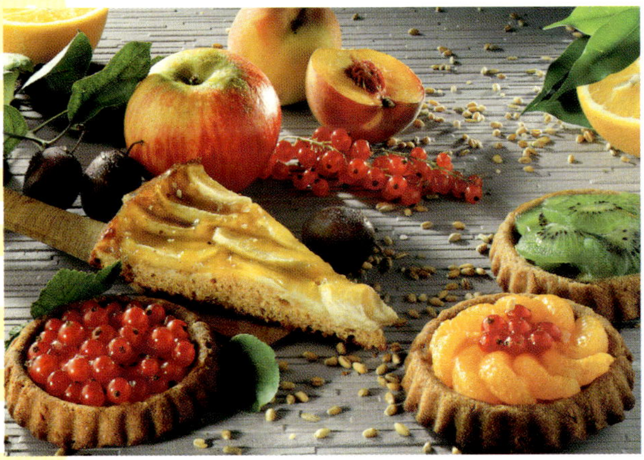

Auch Hefeteige (ohne Zugabe von Butter, versteht sich!) sind hervorragend für LOW FETT 30 geeignet. Pflaumenkuchen, Rhabarberkuchen, Apfelkuchen, Zuckerkuchen ... Ihnen fällt sicher auch 'was dazu ein.
Sie können auch fertige Backmischungen verwenden. Wir haben gängige Backmischungen für Rührteige (Muffins, Kirschkuchen, Zitronenkuchen, Marmorkuchen ....) nicht, wie von den Herstellern angegeben, mit 100 oder 150g Margarine zubereitet, sondern anstelle des Fettes (etwas mehr als die angegebene Menge Fett) 0,1% cremigen Joghurt mit 1 EL Gries verwendet ... und statt der üblichen drei Eier nehmen wir nur das geschlagene Eiweiß von dreien und dazu einen Dotter. Diesen Kuchenteig füllen Sie im Idealfall in Muffinsförmchen und backen ihn langsam bei rund 150 Grad im normalen Ofen / 130 Grad im Heißluftofen aus.
Es entstehen super-leckere, köstliche, leichte Muffins, die LOW FETT 30 sind, die Sie sich zu jeder Tasse Kaffee gönnen können.
Mit Zuckerguß verzieren, Kirsche drauf, dann hat auch noch das Auge Spaß! Probieren Sie´s doch einfach ´mal aus!
Quarkkuchen (mit oder ohne Rosinen) läßt sich ebenfalls nahezu fettfrei herstellen: 1 Pfund Magerquark und 250g cremigen 0,1% Joghurt mischen, Zucker hineinrühren, 3 EL Gries und 1 Päckchen Puddingpulver, 2 geschlagene Eischnee drunterheben und bei 150Grad langsam ausbacken und im Backofen auskühlen lassen.
Nußkuchen und Sahnetorten gönnen Sie sich dann nach bewährtem Muster: Voller Genuß und jeden Bissen hochleben lassen!

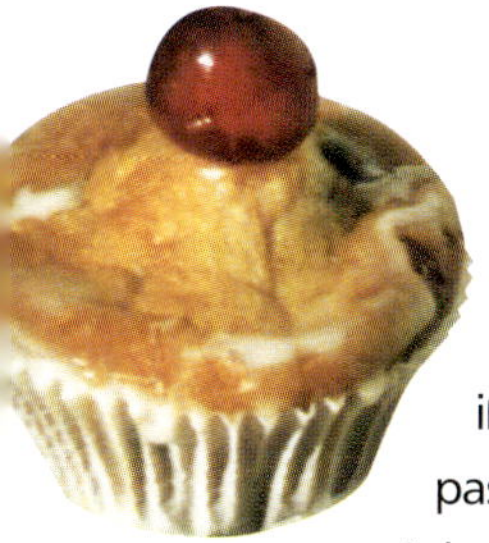

Allerdings: Wer längere Zeit LOW FETT 30-Kuchen ißt, dem kann es passieren, daß ihm die Sahnetorten irgendwann nicht mehr so richtig schmecken. Man gewöhnt sich schnell an die leichtere Ernährung.

Der Körper reagiert sofort mit Müdigkeit, Blähungen oder Völlegefühl, wenn wir ihm zu viel Fett zumuten.

Fertige Kuchen gibt es leider noch nicht in der LOW FETT 30-Version ... erzählen Sie Ihrem Konditor 'mal von LOW FETT 30 ... vielleicht erkennt er ja die Zeichen der Zeit und wird kreativ!

Noch ein Wort zum Schluß

In Gesprächen werden wir ab und zu recht provokativ gefragt, ob wir etwa dafür plädieren würden, daß man nur noch LOW FETT 30-Süßigkeiten und Chips und Fertiggerichte essen soll, um abzunehmen. Wir würden die Verbraucher dazu animieren, sich mit lauter ungesundem Zeug vollzustopfen, und das könnte ja wohl nicht Sinn der Sache sein. Können Sie sich vorstellen, daß wir dann jedes Mal ganz, ganz tief durchatmen.

KEIN Verbraucher, KEINER, ist so blöd, sich nur noch von Gummibärchen zu ernähren. KEIN Verbraucher frißt nur noch säckeweise den Mäusespeck. KEIN Verbraucher zieht sich nur noch Tütensuppen rein.

Jeder möchte sich einigermaßen abwechslungsreich ernähren und das nach Möglichkeit in einigermaßen normalem Rahmen.

Nicht bei jedem Bissen an die Taille denken müssen, nicht sich ständig alles verkneifen, nicht immer nur nach „Diät", „light", „reduziert" und den Rezepten für die neue Turbodiät Ausschau halten. Jeder, jeder, jeder möchte NORMAL leben: Lecker, vielseitig, ein bißchen mit Vernunft, ein bißchen mit Sünde ... eben von allem was und ohne ständige Verbotsschilder im Kopf.

Und genau DAS ist mit LOW FETT 30 möglich.

Probieren Sie´s aus .... Sie werden sehn, es funktioniert!

PS: Sollten Sie tatsächlich nicht abnehmen, obwohl Sie nur LOW FETT 30-Produkte essen, dann überprüfen Sie, ob Sie auch die drei Grundregeln für´s Essen einhalten:

1. **Essen Sie NUR, wenn Sie Hunger haben.**
2. **Hören Sie auf zu essen, wenn Sie satt sind, nicht wenn Sie voll sind.**
3. **Essen Sie generell langsamer.**

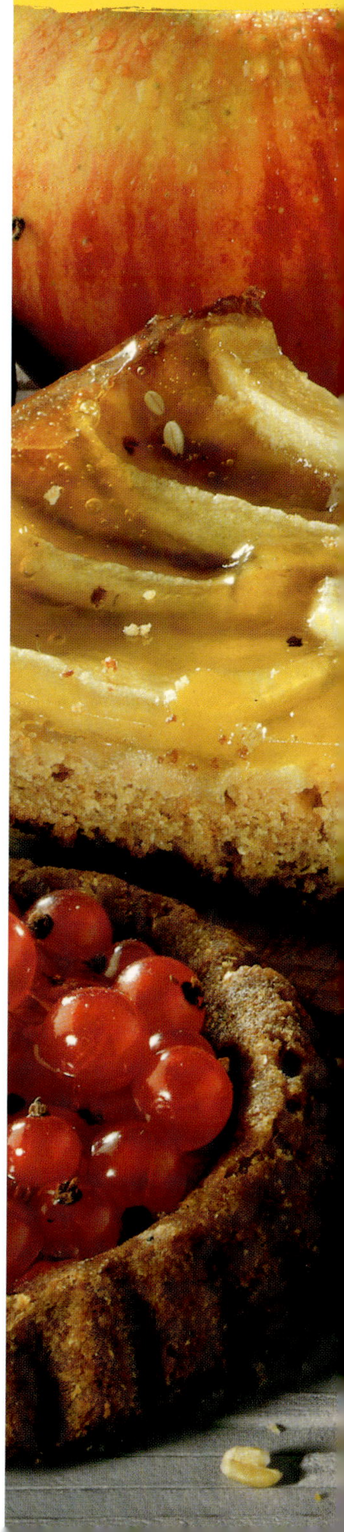

Brot, Kuchen, Gebäck	kcal	Gramm Fett	% Fett
Brot, Brötchen (1 Scheibe oder 1 Stück)			
Baguette, 1 Stück, 50g	126	1	7,14
Baguette-Brötchen, 80g	202	1	4,46
Brandt Runde Bertha, Weizen-Knäckebrot, 100g	380	6	14,21
Brandt Runde Bertha, Sesam-Knäckebrot, 100g	395	9	20,50
Brandt Runde Bertha, Roggen-Knäckebrot, 100g	320	2	5,62
Brandt Brödli, 100g	392	8	18,36
Brandt Marken Zwieback, 100g	394	6	13,70
Brandt Vollkorn-Zwieback, 100g	359	6	15,04
Brandt Frühstücks-Zwieback, 100g	377	6	14,32
Brötchen, Mehrkorn, 60g	140	1	6,43
Brötchen, Roggen, 60g	132	1	6,82
Brötchen, Semmel, 50g	136	1	6,62
Brötchen, Vollkorn	134	1	6,72
Finn Crisp, 100g	320	2	5,62
Fladenbrot, 1 Stück, 60g	143	1	6,29
Grahambrot, 50g	100	+	0,00
Graubrot-Weiz.mischung+Sonnenblk.	118	2	15,25
Knäckebrot, Haferkorn, 13g	42	+	0,00
Knäckebrot Knusperleicht, 6g	23	+	0,00
Knäckebrot Leicht & Cross, 6g	22	+	0,00
Knäckebrot Sesam, 13g	51	1	17,65
Knäckebrot Vollkorn, 12g	37	+	0,00
Pumpernickel, 40g	73	+	0,00
Roggenbrot, 50g	108	+	0,00
Roggenmischbr. mit Weizen, 50g	103	1	8,74
Roggenmischbrot, 50g	105	1	8,57
Roggenvollkornbrot, 50g	96	1	9,38
Steinmetzbrot, 50g	106	+	0,00
Weißbrot mit Rosinen, 50g	122	1	7,38
Weißbrot, Toastbrot, 50g	130	2	13,85
Weizenvollkornbrot, 50g	99	+	0,00
Zum Aufbacken (1 Stück)			
Frischteig-Bauernbrötchen, 62g	140	2	12,86
Buttermilchbrötchen, 42g	111	3	24,32
Landhausstange, 200g	450	2	4,00
Kuchen (1 Stück oder 1 Portion)			
Baiser, 30g	109	0	0,00
Apfelkuchen gedeckt, 120g	275	1	3,27
Obstkuchen aus Hefeteig, 100g	144	3	18,75
Schnecken aus Hefeteig, 60g	204	5	22,06
Rosinenkuchen, Rührteig, 60g	184	5	24,46
Käsesahnetorte, 100g	209	6	25,84
Obstkuchen aus Quarkölteig, 100g	292	9	27,74
Hefezopf, 50g	152	5	29,61
Hefezopf mit Erdbeermarmelade, 100g	300	10	30,00
Früchtebrot aus Rührmasse, 60g	210	7	30,00
Kuchen aus Backmischungen (1 Stück)			
Käsekuchen	248	6	21,77
TK-Kuchen (1 Stück)			
Apfelkuchen	212	7	29,72
Mini Amerikaner	83	2	21,69

+ = nur Spuren von Fett

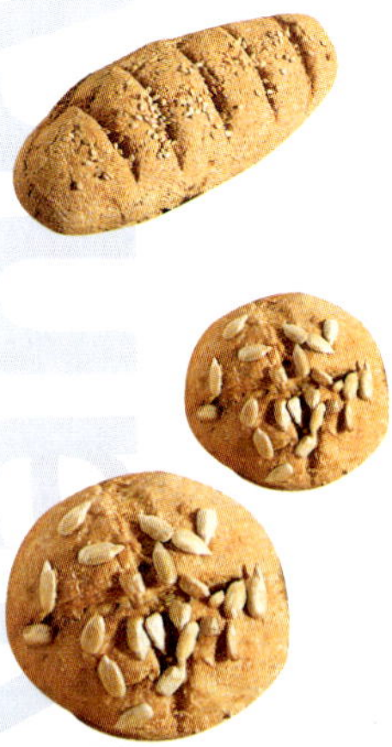

DER FETT-SPARTIP:

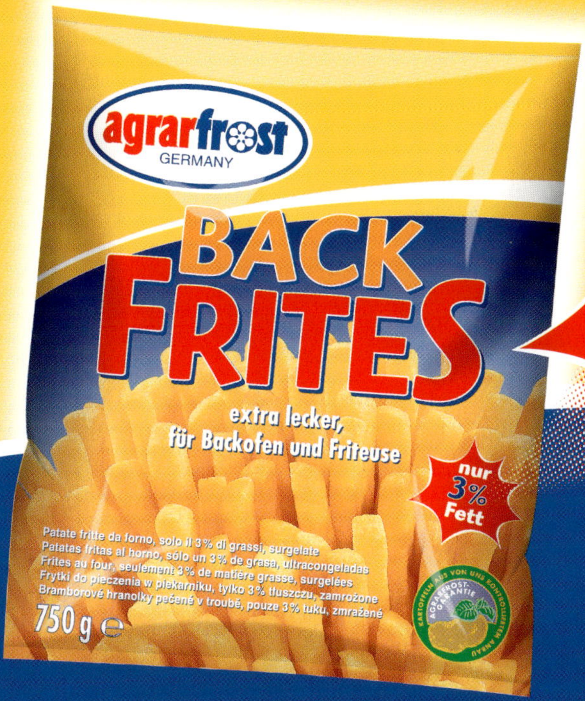

nur 3% Fett*

WER DIE KAUFT, KRIEGT DREI PROZENT!

Unglaublich, aber wahr: knusprige Pommes, aber nur drei Prozent Fett. Ein Wunder? Nein, Backfrites von Agrarfrost. Leckerer kann man sich nicht dünne machen. Backfrites finden Sie in jeder kalorienbewußten Tiefkühltruhe.

agrarfrost
GERMANY

BESSER ISS DAS

*= 18,37% der Kalorien aus FETT

Brot, Kuchen, Nudeln, Reis, Getreideprodukte	kcal	Gramm Fett	% Fett
TK-Kuchen (1 Stück)			
Mini Apfeltaschen	67	2	26,87
Mini Rollys, Schwarzw. Kirsch	60	2	30,00
Kekse und Gebäck (1 Packung oder 1 Stück)			
Brandt, Kokos-Zwieback, 1 Stück, 20g	84	2	21,43
Brandt Schoko-Zwieback, 1 Stück, 20g	91	3	29,67
Knusperreis-Scheiben, 100g	376	3	7,18
ABC, Russ. Brot, 100g	380	1	2,37
Man nehme, 1/2 Packung, 100g	435	10	20,69
Cafeteria, Apriette, 125g	484	16	29,75
Pims Cake, Kirsch, 150g	625	19	27,36
Weihnachtsgebäck			
Dominosteine, 175g	672	16	21,43
Lebkuchen Mischung 1/2 Packung, 150g	585	8	12,31
Ankora Lebuchenh., 150g	593	17	25,80
Fertigteig			
(TK) Hefeteig 100g	264	6	20,45
(TK) Pizzateig 100g	280	7	22,50
Sanella Pizza 100g	287	5	15,67
Müsli/Cerealien (1 Portion, 30g)			
Basis Müsli	121	2	14,88
(Reformhaus Bircher-Müsli	108	3	25,00
Mais-Knusperflocken o. Zucker	109	1	8,26
Vollkorn-Knusper ohne Rosinen	125	4	28,80
Reformhaus 8-Früchte-Müsli	104	3	25,96
Vollkorn-Knusper-Amaranth	132	5	18,94
Kellogg's Bran Flakes	98	1	9,18
Kellogg's Chocos	113	1	7,96
Kellogg's Corn Flakes	110	+	0,00
Kellogg's Crunchy Nut	116	1	7,76
Kellogg's Frosties	113	+	0,00
Kölln Früchte-Vollkorn Müsli, Hafer	109	3	24,77
Kellogg's Nutri-Grain Schokomüsli	112	3	24,11
Kellogg's Smacks	113	+	0,00
Kellogg's Toppas	102	+	0,00
Kölln Kernige Vollkornflocken	106	2	16,98
Kölln Knusper Haferfleks	116	2	15,52
Kölln Schmelzflocken, Vollkorn, Haferflocken	106	2	16,98
Früchte Müsli	102	2	17,65
Vitalis	106	2	16,98
Drei-Korn-Flocken	110	1	8,18
Fünf-Korn-Flocken	108	1	8,33
Haferflocken	110	2	16,36
Getreide und Getreideprodukte je 100g			
Buchweizen	336	2	5,35
Chinesische Eiernudeln	280	2	6,42
Chinesische Reisnudeln	369	1	2,43
Glasnudeln	160	1	5,62
Grünkern	324	3	8,33
Hirse	350	4	10,28
Mehl, Weizen, Typ 405	332	1	2,71
Vollkornmehl, Typ 1700	302	2	5,96

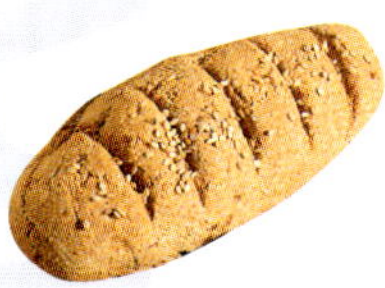

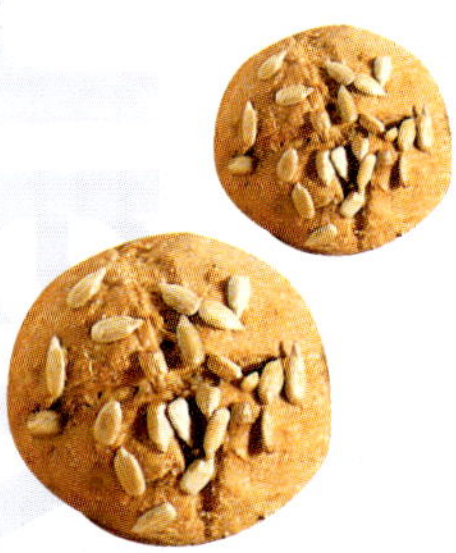

+ = nur Spuren von Fett

MACH MIT...

LOW FETT
max. 30% der Gesamtkalorien aus Fett

Bewegung wäre gut, aber alleine macht's mir keinen Spaß. Wer hat Lust auf...

- ☐ Fahrradfahren
- ☐ Schwimmen
- ☐ Walken
- ☐ Fitness
- ☐ Tennis
- ☐ Badminton
- ☐ oder... ______________________

Steckbrief:

Name: ______________ **Vorname:** ______________

Alter: ______________ **Wohnort:** ______________

Tel.-Nr.: | Tel.-Nr.: | Tel.-Nr.: | Tel.-Nr.: | Tel.-Nr.: | Tel.-Nr.: | Tel.-Nr.: | Tel.-Nr.: | Tel.-Nr.: | Tel.-Nr.: | Tel.-Nr.: | Tel.-Nr.:

Bestellkarte

Hiermit bestelle ich folgende Bücher:

Anzahl	Titel	Einzelpreis	Gesamtpreis
	„Steig ein... LOW FETT30"	9,90 DM	
	„LOW FAT 30... Kochen und Genießen"	19,90 DM	
	„LOW FAT 30... Nährwerttabelle"	14,90 DM	
	„LOW FAT 30... Asiafood"	16,90 DM	
	„LOW FAT 30... für Berufstätige"	16,90 DM	
	„LOW FAT 30... ItalianFood	16,90 DM	
	Versandkostenanteil		5,00 DM
	Nachnahmegebühr (*)		3,00 DM
	Gesamtkosten		

(*) Die Nachnahmegebühr von 3,- DM entfällt, wenn Sie Ihrer Bestellung einen Verrechnungsscheck über den Gesamtbetrag beilegen.

Lieferadresse:

Vorname: ______________ Name: ______________ Alter: ______________

Straße: ______________ PLZ / Ort: ______________ Telefon: ______________

Unterschrift: ______________

JA, ich finde, das ist wirklich eine tolle Idee, Lebensmittel einheitlich mit dem LOW FETT 30-Logo zu kennzeichnen. Deshalb, liebe Nahrungsmittelindustrie, kommt hier mein VOTUM:

ICH WÄHLE LOW FETT 30

Name, Vorname

Straße

PLZ/ Ort

Telefon

Unterschrift

Porto, das sich wirklich lohnt. Bitte freimachen.

LOW FETT e.V.
c/o Ritter Marketing Services
Sophienstr. 19
41065 Mönchengladbach

Bestellkarte

LOW 30 FETT
max. 30% der Gesamtkalorien aus Fett

Porto, das sich wirklich lohnt. Bitte freimachen.

LOW FETT e.V.
c/o Ritter Marketing Services
Sophienstr. 19
41065 Mönchengladbach

Nudeln, Reis, Hülsenfrüchte	kcal	Gramm Fett	% Fett
Getreide und Getreideprodukte je 100g (roh)			
3 GLOCKEN, „Die mag ich" feine Eiernudeln	367	3	7,32
3 GLOCKEN, Gold-Ei, Landnudeln	352	4	10,23
3 GLOCKEN, GENUSS PUR	358	1,5	3,77
3 GLOCKEN, Tortellini, mit fleischhaltiger Füllung, 250g	381	9	21,26
3 GLOCKEN, Tortellini, mit käsehaltiger Füllung, 250g	369	9	21,95
Nudeln, Vollkorn	323	2	5,57
Quinoa	344	5	13,08
Müller's Mühle, Reis, Natur, ungeschält	349	2	5,15
Müller's Mühle, Golden Reis, parboiled	349	0,6	1,55
Müller's Mühle, Jasminreis	345	0,6	1,57
Müller's Mühle, Langkornreis/Wildreis	345	0,5	1,30
Müller's Mühle, Milchreis	344	1	2,61
Müller's Mühle, grüne Erbsen	333	1,4	3,78
Müller's Mühle, Schälerbsen	262	0,8	2,75
Müller's Mühle, Schälerbsen grün	262	0,8	2,75
Müller's Mühle, weiße Bohnen	327	1,6	4,40

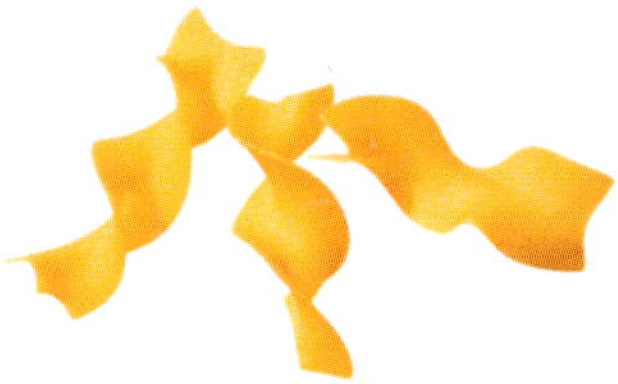

Fleisch	kcal	Gramm Fett	% Fett
Rind 100g			
Beefhacksteak (Tatar)	113	3	23,89
Filet	121	4	29,75
Roastbeef	130	4	27,69
Roulade	121	4	29,75
Kalb 100g			
Braten	107	3	25,23
Bries	105	3	25,71
Filet (Lende)	111	3	24,32
Haxe ohne Knochen	123	4	29,27
Schnitzel (Keule)	102	2	17,65
Schwein 100g			
Filet	107	2	16,82
Leber	123	3	21,95
Schnitzel	107	2	16,82
Lamm/Ziege 100g			
Filet	113	3	23,89
Geflügel 100g oder Portion			
Hühnchenbrust o. Haut, Filet	102	1	8,82
Putenfilet u.- Schnitzel	105	1	8,57
Wild u. Wildgeflügel 100 g oder Portion			
Hase	113	3	23,89
Hirsch	112	3	24,11
Rehkeule	97	1	9,28
Rehrücken	122	4	29,51
Wachtel ohne Haut, 1 St.	110	2	16,36
Wildschwein	108	3	25,00
Wurst und Aufschnitt 100g			
Zamek Mortadella	141	8	5,37
Zamek Putensülze	102	3	26,47
Geflügel	122	2	14,75

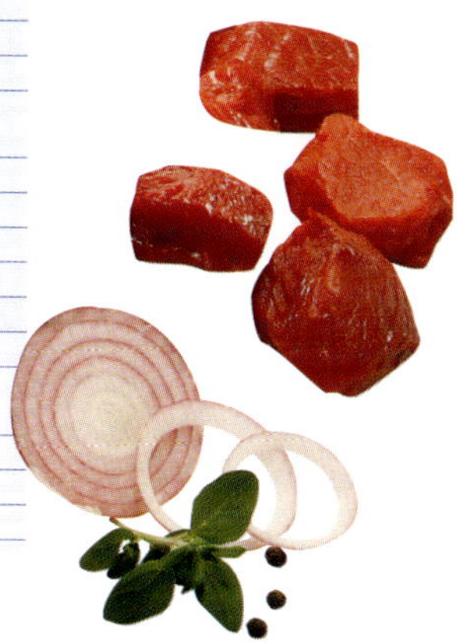

Fleisch, Eier	kcal	Gramm Fett	% Fett
Schinken und Speck 100 g			
Lachsschinken o. Fettrand	107	2	16,82
Herta, Westf. Saftschinken	110	3	24,55
Herta, Farmerschinken Virginia	110	3	24,55
Herta, Truthahn-Brust Virginia	109	2	16,51
Herta, Truthahn-Brust Havaii	109	2	16,51
Herta, Truthahn-Brust Boston	108	2	16,67
Herta, Hähnchen-Brust Kentucky	104	2	17,31
Herta, Schinkenstreifen, gegart	110	3	24,55
Herta, Truthahnstreifen	109	2	16,50
Herta, Rohschinkenwürfel	137	3	19,71
Herta, Finesse Schinken Country, Honig, Knoblauch	107	2	16,82
Herta, Finesse Truthahn-Brust mit Honig veredelt	101	1	8,91
Herta, Finesse Lachsschinken	124	1	7,26
Herta, Finesse Hähnchen-Brust geräuchert	104	2	17,31

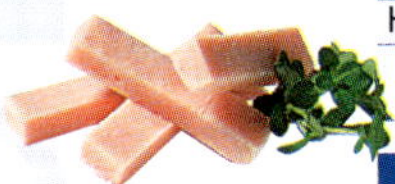

Eier	kcal	Gramm Fett	% Fett
Eier			
Eier, Gewichtsklasse M, 1 St., 60g	93	7	67,74
Eiweiß, von einem Ei, 35g	17	0	0,00

Fisch	kcal	Gramm Fett	% Fett
Fisch, Schalen- u. Krustentiere 100g			
Austernfleisch	66	1	13,64
Bachsaibling	96	2	18,75
Barsch	81	1	11,11
Flußkrebsfleisch	64	0	0,00
Forelle	103	3	26,21
Garnele (Krabbenfleisch)	87	1	10,34
Hecht	81	1	11,11
Heilbutt (weißer)	96	2	18,75
Hummerfleisch	81	2	22,22
Kabeljau, Dorsch	77	1	11,69
Languste	84	1	10,71
Lengfisch	82	1	10,98
Miesmuschel	51	1	17,65
Schellfisch	77	1	11,69
Scholle	86	2	20,93
Seeteufel	66	1	13,64
Seezunge	82	1	10,98
Steinbeißer, Catfish	81	2	22,22
Steinbutt	82	2	21,95
Thunfisch	125	2	14,40
Tintenfisch	73	1	12,33
Zander	83	1	10,84
Geräucherter Fisch 100g			
Forelle	120	4	30,00
Konserven (Dose, Portion oder Gramm)			
Fjordmuscheln, mariniert 330g	369	9	21,95
Krebsfleisch, Dose, 100g	87	2	20,69
Thunfisch naturell, 150g	167	1	5,39

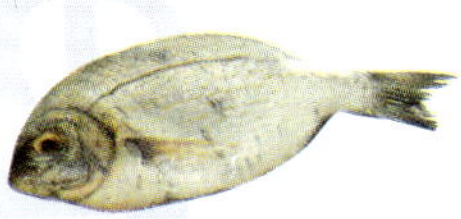

+ = nur Spuren von Fett

Fisch	kcal	Gramm Fett	% Fett
TK-Fisch (1 Portion)			
Fischpfanne, Chin. Prawns, 300g	330	5	13,63
Feine Filets, Kabeljau, 125g	97	+	0,0
Feine Filets, Scholle, 125g	96	1	9,37
Feine Filets Seelachs, 125g	104	1	8,65
Filet in Soße, Petersilie, 250g	233	5	19,31
Fisch-Frikadelle, 1 Stück, 62g	85	2	21,17
Fisch-Pfanne, Helgoland, 200g	140	4	25,71
Fisch-Pfanne, Asiatisch, 200g	140	4	25,71
Fisch-Pfanne, Französisch, 200g	140	4	25,71
Paella, 375g	293	8	24,57

Milch und Milchprodukte	kcal	Gramm Fett	% Fett
Milch, Milchdrinks und -desserts			
Bananenmilch, 1 Glas/200 ml	166	4	21,69
Buttermilch, 1 Glas/200ml	78	1	11,54
Kakaotrunk (fettarm) 1Glas/200ml	122	3	22,13
Milch, 1Glas/200ml fettarm	98	3	27,55
Milch, 1 Glas/200ml Magermilch (entrahmt)	72	+	0,00
Heirler, Molke-Kwass (Reformhaus)	38	+	0,00
Heirler Trinkmolke	40	0	0,00
Molke, 1 Glas/200ml	54	1	16,67
Müllermilch, Cappucc., 500g	410	7	15,37
Müllermilch Multiv.-Buttermilch, 500g	355	4	10,14
Müllermilch Milchreis pur, 200g	220	5	20,45
Müllermilch Milchreis Schoko, 200g	228	5	19,74
Joghurt und Joghurtdrinks			
Joghurt, 1 Becher, 150g			
Danone Actimel natur, 150g	129	4	27,91
Danone Für Kinder, 125g	116	2	15,52
Danone Obstgarten Joghurt, 150g	153	2	11,76
Ehrmann DailyFit plus Frucht, 150g	161	5	27,95
Heirler Joghurt mild Cafe, 250g (Reformhaus)	272	8	26,47
Heirler Sanoghurt natur, 150g (Reformhaus)	81	2	22,22
Müller Knusper-Joghurt, Vanille mit Hafer, 150g	195	5	23,08
Müller ProCult Drink, Vanille, 500ml	365	7	17,26
Müller Schlemmer Jogh. Kirsch, 175g	186	6	29,03
Müller Schoko Vanilla, 150g	201	6	26,87
Nestle Drink Orange, 175g	130	2	13,85
Nestle LC 1 mit Fruchtinsel, 150g	135	4	26,67
Nestle Lüneb. Frühst.jogh. m. Nuß, 150g	195	6	27,69
Weihenstephan Käpt'n Blaub. div. Sorten, 125 g	125	3	21,60
Zott, Starfrucht, 175g	175	5	25,71
Desserts (Kühlregal, 1 Becher)			
Duett, Grießp. m. Himbeers., 150g	162	3	16,66
Fruchtz., Waldfr. Grütze/Quark, 150g	169	3	15,97
Grüne Grütze, 170g	192	2	9,37
Vanille-Pudding, 500g	514	15	26,26
Rotweincreme m. Sahne, 125	167	4	21,55
Dess.+Sahne., Schoko-Creme, 125g	155	5	29,03
Dess.+Sahne., Van.geschm., 125g	150	5	30,00
Milchfrisch, Vani.geschmack, 125g	139	3	19,42
Puddis Schokopudding, 125g	123	3	21,95
Puddis Van.geschmack/Schokoso., 125g	128	3	21,09

+ = nur Spuren von Fett

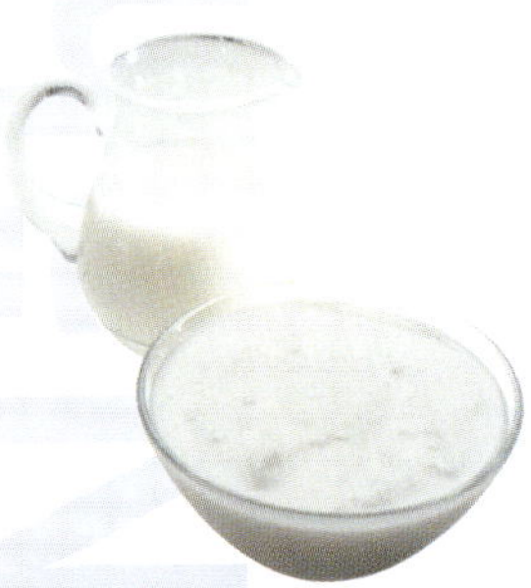

Milch und Milchprodukte	kcal	Gramm Fett	% Fett
Desserts (Kühlregal, 1 Becher)			
Schwartau Fruchtbombe, 100g	323	+	0,00
Zott Mousse au Chocolat, 100g	144	4	25,00
Quark			
mager, 100g	76	+	0,00
Heirler (Reformh.) Schlemmerquark, 150g	172	5	26,16
Qremor, CremQuark, 100g	70	+	0,00
Sahne und ähnliche Produkte			
Vitaquell (Reformhaus)- SojaCremig, 1 TL	3	+	0,00
Vitaquell (Reformhaus)- SojaDream, 1 TL	3	+	0,00
Light- und Diätprodukte			
Bauer Extra-Leicht-Fruchtjoghurt, 250g	125	1	7,20
Danone extra leicht, 4 x 125g, je	55	+	0,00
Danone Obstgarten leicht & leicht, 125g	98	2	18,37
Heirler (Refomhaus) Sanoghurt m. Fruct., 150g	132	2	13,64
Müller Diät Milchreis, Himbeer, 200g	170	4	21,18
Müller Milchreis Leichtk., Erdb., 200g	140	2	12,86
natreen Dicke Milch auf Frucht, 150g	74	2	24,32
natreen Drink mit Frucht, 250ml	97	2	18,56
natreen Frucht-Buttermilch, 250ml	83	+	0,00
natreen Joghurt mild, mit Frucht, 150g	83	2	21,69
natreen Joghurt Vollkornmüsli, 200g	112	3	24,11
natreen Milchreis mit Frucht, 175g	98	1	9,18
natreen Quark Traum mit Frucht, 150g	90	1	10,00
natreen Vanille-Joghurt mit Frucht, 150g	84	2	21,43
Frisch-/Sauermilchkäse (30g oder 1 Portion)			
Harzer (Stangenkäse)	38	+	0,00

Obst und Gemüse	kcal	Gramm Fett	% Fett
Alle Obst- und Gemüsesorten sind LOW FETT 30 **Ausnahme: Avocados, Oliven**			
Bonduelle Dose Chin. Gemüsepfanne, 425 ml	255	2	7,85
Sojasprossen, frisch, 100g	50	1	15,00
Kartoffelpürre, mit Wasser zubereitet	94	+	0,00
Kartoffelpürre mit Milch zubereitet	204	6	26,47
Salate (1 Portion = 100g)			
Bonduelle, Salate Snacks Mexico-Salat, 150g	171	5	26,31
TK-Kartoffeln und Gemüse (100 Gramm oder 1 Portion)			
Gemüsepfanne Peking	43	1	20,93
Pfanne Chili con carne Art	172	2	10,46
Pfanne Gyros Art	182	3	14,83
Mexican Chicken Art	204	1	4,41
Gemüseeintopf Gärtn. Art, 250g	103	3	26,21
Mein Leibgericht Champignon-Plätzli, 50g	91	3	29,67
Suppengrün, 50g	12	+	0,00
Würzmischung asiatisch, 30g	48	0	0,00
Zwiebel/Knoblauch, 25g	16	+	0,00
Agrarfrost Backfrites 3%	147	3	18,37
Agrarfrost Kartoffelpuffer (TK)	113	3	23,89

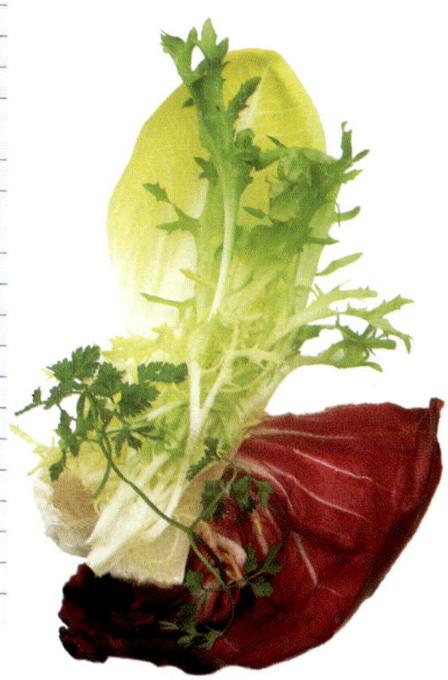

Obst und Gemüse	kcal	Gramm Fett	% Fett
TK-Kartoffeln und Gemüse (100 Gramm oder 1 Portion)			
Agrarfrost Kartoffelklöße Thüringer Art (TK)	129	1	6,98
Agrarfrost Kartoffelklöße halb und halb (TK)	121	1	7,44
Golden Americans, 100g	156	4	23,07
1,2,3 Frites, 100g	210	6	25,71
Puffer/Pfanne, 1 Stück, 160g (ohne Fett)	91	2	19,78
Sauerkonserven (100g oder 1 Portion)			
Kühne Feine Gürkchen, 100g	43	0,2	4,19
Kühne Kräuterwürzige Zwiebeln, 100g	30	0,3	9,00
Kühne Rote Beete Kugeln, 100g	62	0,2	2,90
Kühne Delikateß-Gurken „Spreewälder Art“, 100g	23	0,2	7,82
Kühne Petitos Cornichons „würzig-süß“, 100g	42	0,2	4,28
Kühne Cocktail Cornichons, 100g	27	0,3	10,00
Kühne Senfgurken, 100g	35	0,1	2,57
Kühne Silberzwiebeln, 100g	34	0,3	7,94
Kühne Mixed Pickles, 100g	30	0,3	9,00
Kühne Maiskölbchen, 100g	41	0,5	10,98
Kühne Rote Beete Scheiben, 100g	48	0,2	3,75
Kühne Karottensalat, 100g	49	0,2	3,67
Kühne Selleriesalat Feinschnitt, 100g	38	0,3	7,11
Kühne Mexico Salat, 100g	68	0,7	9,26
Kühne Puszta Salat, 100g	29	0,2	6,21
Kühne Holsteiner Apfelrotkohl, 100g	62	0,4	5,81
Kühne Ananasweinkraut, 100g	34	0,3	7,90
Kühne Sauerkraut mild, 100g	26	0,3	10,38
Kühne Holsteiner Faßkraut, 100g	20	0,3	13,50
Kühne Diätsortiment			
Kühne Schlesische Gurkenhappen, 100g	12	0,2	15,00
Kühne Tomatenpaprika Streifen, 100g	20	0,3	13,50
Kühne Kartoffelsalat Feinschnitt, 100g	25	0,2	7,20
Kühne Bohnensalat, 100g	26	0,2	6,92
Kühne Selleriesalat Feinschnitt, 100g	20	0,3	13,50
Kühne Puszta-Salat, 100g	28	0,2	6,43
Herzhaftes aus dem Reformhaus			
R, Hefe-Extrakt, 1gestr. TL, 5g	11	+	0,00
Eden, Tomate, Pastete, 1 TL, 10g	10	0,1	9,00
granoVita-Gemüseaufstrich, 1TL, 10g	10	0	0,00

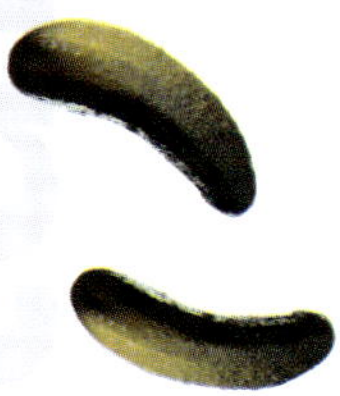

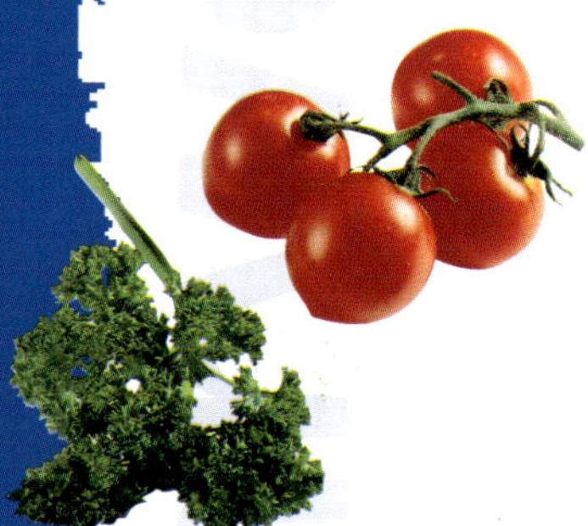

Brotaufstriche	kcal	Gramm Fett	% Fett
Süße Aufstriche (1Portion, 1 TL = 20g)			
Schwartau Premiere Fruchtaufstrich, Aprikose	36	+	0,00
Schwartau Wild-Preiselbeeren	40	+	0,00
Apfelkraut	50	+	0,00
Birnen-Apfelkraut	51	+	0,00
Eden, Aprikosen-Fruchtaufstrich	35	0	0,00
Hagebutten-Konfitüre	33	0	0,00
Honig, 1 TL, 6g	18	0	0,00
Konfit. mit Fruchtzucker f. Diabetiker	22	0	0,00
Kunsthonig, 1 TL, 6g	20	0	0,00
Obst, Konfitüre	55	0	0,00
Pflaumen-, Zwetschgenkonfitüre	48	0	0,00
Schneekoppe, Sanddorn-Wildfrucht	33	0	0,00
Zuckerrübenkraut	51	0	0,00

+ = nur Spuren von Fett

Brandt

Sport macht hungrig–

also bauen Sie Ihren Körper mit einer bekömmlichen Zwischenmahlzeit wieder auf!

Denn mit seinem Kohlenhydratanteil von über 70% und nur 6% Fett gibt Ihnen der Markenzwieback von Brandt Schwung für das nächste Match.

Dabei enthält ein Stück Markenzwieback nur 41 kcal. Genau das Richtige für Sportskanonen und alle, die es werden wollen.

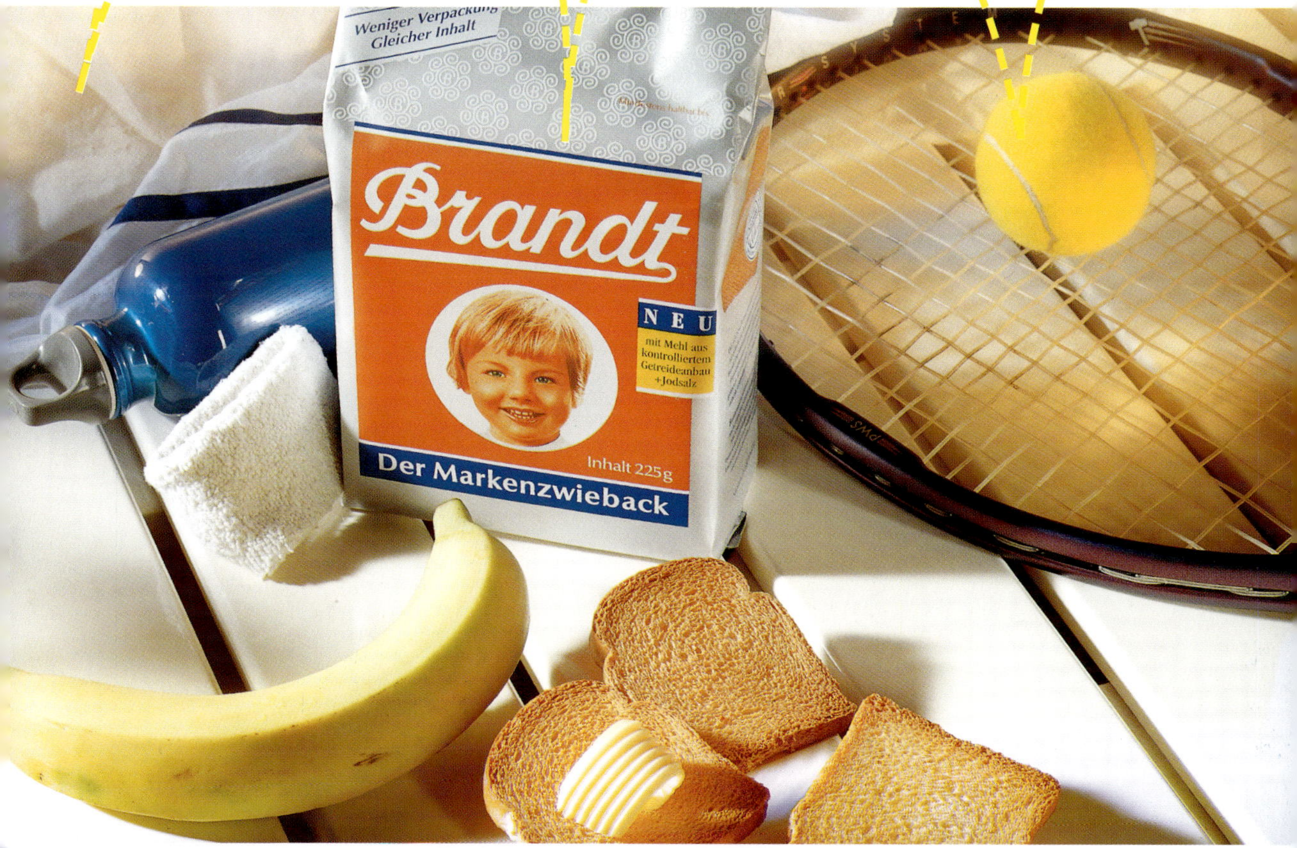

Der Markenzwieback

Fertiggerichte	kcal	Gramm Fett	% Fett
Aus der Tiefkühltruhe mit Fleisch (1 Portion)			
Indian Chicken, 350g	378	10	23,80
Nasi Goreng, 350g	395	8	18,22
Rahmgeschnetzeltes, 350g	380	12	28,42
TK-Snacks (1 Stck oder 1 Portion)			
Sauerkraut-Brezel, 300g	679	20	26,50
Frühlingsrolle 1 Stück, 150g	174	4	20,68
Chop Suey, 350g	342	11	28,94
China süß-sauer, 350g	352	10	25,56
Bistro Baguettes Hawai, 1 Stück, 125g	285	9	28,42
American Diner, Classic, 300g	507	16	28,40
Chili con carne, 1 Beutel	220	4	16,36
Back Hits Laugenbrezel, 1 Stück	227	3	11,89
TK-Nudelgerichte (1 Portion)			
Makkaroni-Auflauf, 400g	571	19	29,94
Tomaten-Nudeln, 375g	340	8	21,17
Tortellini Tre Colore, 250g	470	15	28,72
TK-Pizza (ganz)			
Dr. Oetker Pizza Bolognese	571	18	28,37
Dr. Oetker Pizza Champignon	663	21	28,50
Fertiges aus Dose, Glas, Tüte oder eingeschweißt, mit Fleisch			
Bassermann Nasi Goreng, Dosen, 510g	694	21	27,23
Eine Portion Rindfleisch „ Chinesische Art“	420	12	25,71
Eine Portion Schweinefleisch „Süß-Sauer“	406	6	13,30
Frische Fertignudeln (1 Packung/Gramm)			
Gemüse Ravioli, 225g	520	14	24,23
Gnocchi, 400g	656	2	2,74
Spinat Ravioli, 225g	554	16	25,99
Eierspätzle, 325g	618	16	23,30
Nudel-/Reisgerichte (1 Portion)			
Rizibizi, Huhn/Zucchini/Reis	621	15	21,73
Rizibizi Schinken/Erbsen/Reis	644	17	23,75
Rizibizi Shrimps/Safran/Reis	611	13	19,41
Nudelgratin mit Zwiebeln (1/2 Packung)	373	10	24,12
Nudelgratin mit Waldpilzen	341	8	21,11
Nudelgratin mit Brokkoli	357	8	20,16
Miracoli Maccaroni, Tomatensoße	590	14	21,35
Miracoli Spaghetti	655	14	19,23
Risotteria, Brokkoli/Käse, 1 Packung	587	7	10,73
Risotteria Käse/Champignon, 1 Packung	549	3	4,91
Risotteria Tomaten/Reis Provencale	550	+	0,00
Makkaroni Napoli	574	5	7,83
Tagliatelle funghi	597	8	12,06
Kartoffeln/Gemüse (1 Portion)			
Erbsenpürre	95	1	9,47
Kartoffelpürre mit Milch (Fertigprodukt)	110	2	16,36
Kartoffelbrei	154	3	17,53
Kartoffelgratin mit Zucchini (1/2 Packung)	227	4	15,85
Kartoffelgratin mit Lauch	254	5	9,84
Schupfnudeln	565	6	9,55

+ = nur Spuren von Fett

DIE KLASSIKER MÜSSEN SIE HABEN!

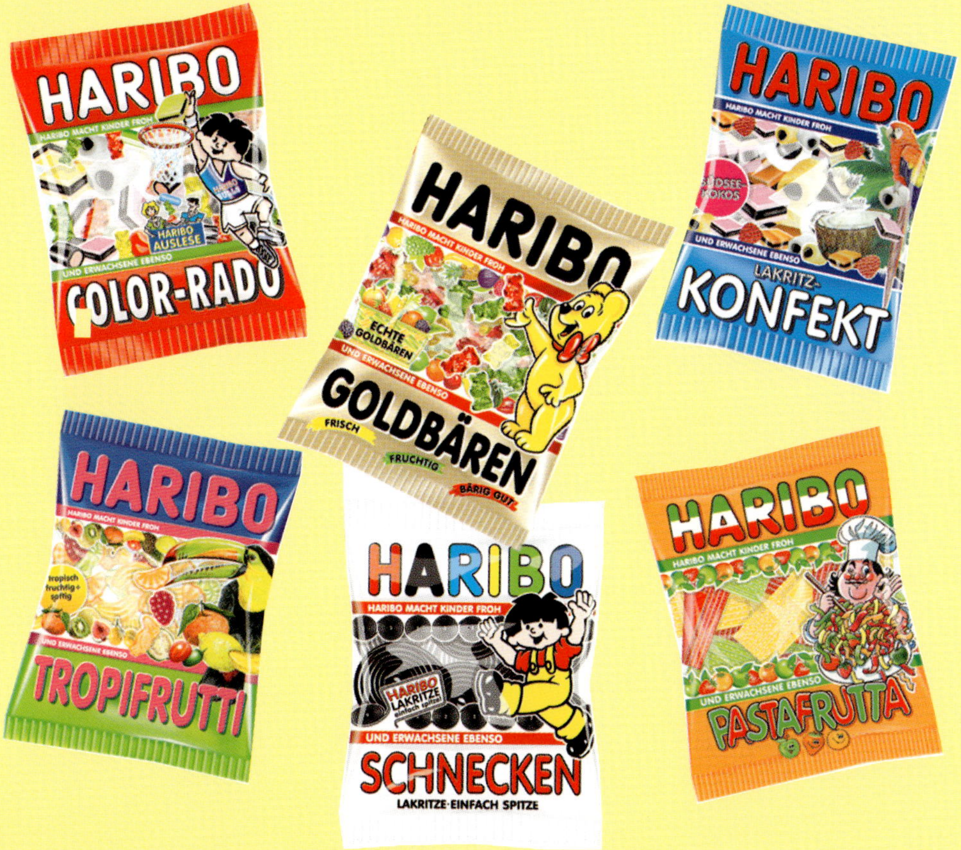

HARIBO MACHT KINDER FROH UND ERWACHSENE EBENSO

Fertiggerichte, Fertigprodukte	kcal	Gramm Fett	% Fett
Kartoffeln/Gemüse (1 Portion)			
Kartoffel-Paprika-Gratin	141	4	25,53
Knödel/Klöße, echt bayerisch	172	+	0,00
Halb und Halb Klöße	169	+	0,00
Rohe Klöße	195	+	0,00
gekochte Klöße	178	+	0,00
Böhmische Klöße	236	1	3,81
Festtags-Klöße	208	+	0,00
Semmel-Knödel	258	7	24,41
Kartoffel-Lunch, in Gemüse-Soße	330	10	27,27
Aus dem Reformhaus, ohne Fleisch (1 Portion)			
Getreidemischung 1/3 Packung			
Kartoffel-Cornies 1/3 Packung	174	2	10,34
Vielkorn-Crossies 1/3 Packung	197	6	27,41
Cous-Cous Complet, 100g	342	4	10,52
Erbsentopf, Dose 555g	183	6	29,50
Soja Gulasch, Schale, 300g	222	6	24,32
Vegavita, Inst., 1/4Packung	178	3	15,16
Gemüse-Bratling, Instant, 1/3 Packung	93	1	9,67
Ravioli, Dose, 400g	412	12	26,21
Salatsoßen/Dressings (1Beutel)			
Maggi fix für Grünen Salat	25	+	0,00
Maggi fix „Französische Art"	25	+	0,00
Maggi fix „Joghurt-Kräuter"	26	+	0,00
Maggi fix Gartenkräuter-Sauce, 1 EL	30	+	0,00
Soßen zu Gerichten (Glas)			
Uncle Ben's Chinesisch Süß Sauer 350g	308	0	0,00
Uncle Ben's Indisch Curry	228	5	19,73
Fertige Pastasoßen (Pack., Glas o. Gramm)			
Al Gusto Kräuter	120	2	15,00
Piccata, 350g	172	4	20,93
Paprika-Tomate, 250g	88	1	10,22
Soße Napoli, 200g	104	3	25,96
3 GLOCKEN Nudelsosse Pikanto	75	2,5	30,00
3 GLOCKEN Nudelsosse Napoli	47	1,2	22,98
Würz-/Feinkostsoßen aus Glas/Flasche (1 EL= 20g)			
Soßen, Tomaten Ketchup	19	+	0,00
Asia Soße	30	+	0,00
Gewürz Ketchup	29	+	0,00
Zigeuner Soße	16	+	0,00
Chilli-Sauce	18	+	0,00
Cumberland-Sauce	51	+	0,00
Barbecue-Sauce	19	+	0,00
Senf-Früchte	57	+	0,00
Mango Chutney	47	+	0,00
Pace Taco Sauce, mild	6	+	0,00
Pace Taco Sauce hot	6	+	0,00
Sojasoße, 1 EL, 15g	11	+	0,00
Salsa, feurig scharf	6	+	0,00
Mild-fruchtiger Dip	18	+	0,00

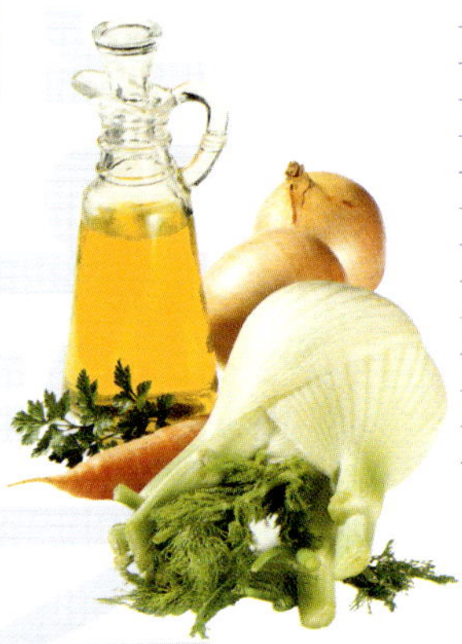

+ = nur Spuren von Fett

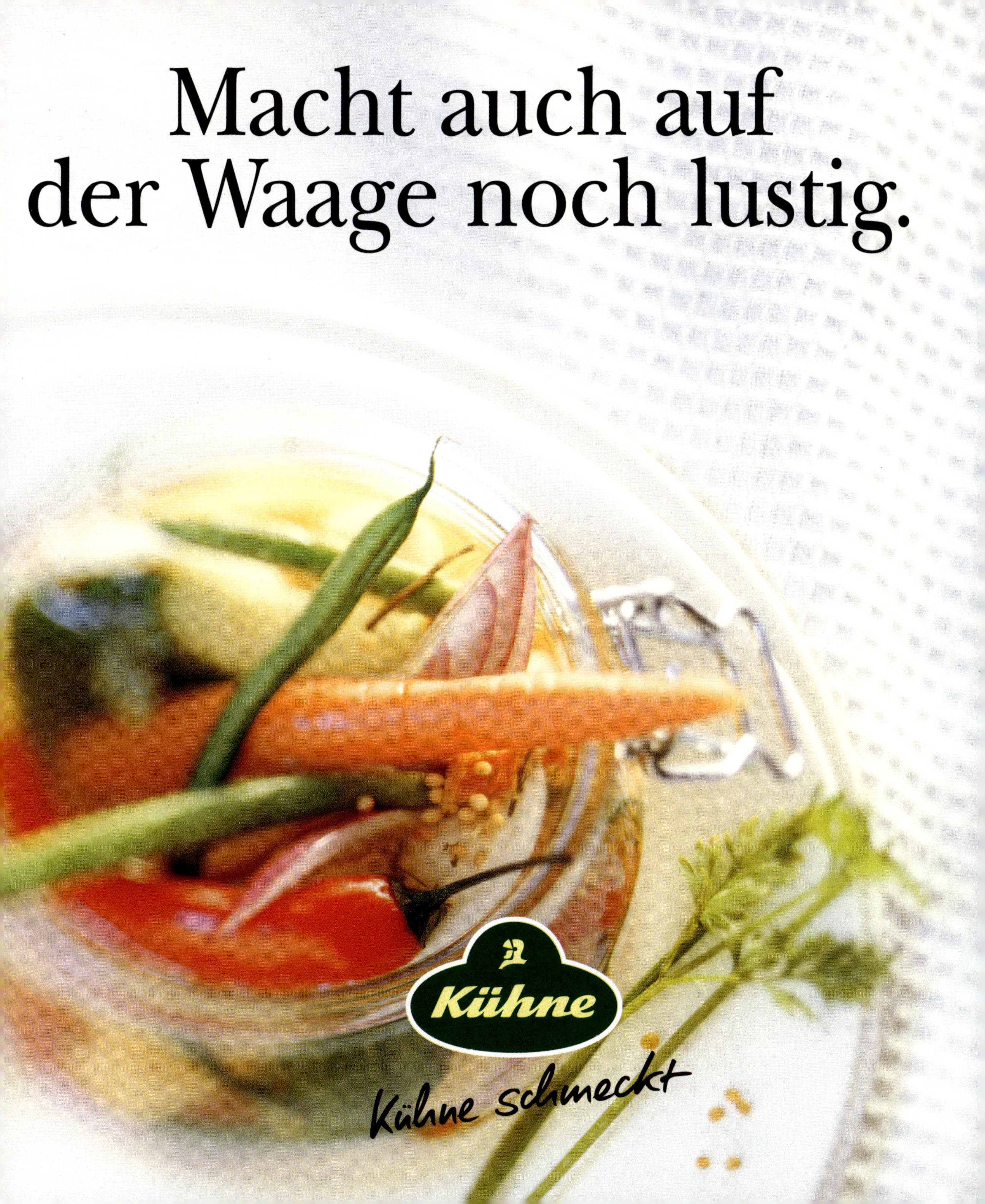
Macht auch auf
der Waage noch lustig.
Kühne
Kühne schmeckt

Fertiggerichte, Fertigprodukte	kcal	Gramm Fett	% Fett
Gewürze und Würzpasten aus Tube oder Glas (1 TL = 10g)			
Herbadox, Extrakt	12	+	0,00
Knoblauch-Paste Ailoli, Extrakt	12	+	0,00
Paprika-Paste, Extrakt	9	+	0,00
Senf, süß	11	+	0,00
Tomatenmark	16	+	0,00
R-Hefeextr, 1 TL, 5g	11	+	0,00
Fix-Würzmischungen (1 Beutel)			
Maggi für Pfannen-Gyros	88	1	10,22
Maggi für Schlemmerfisch	171	3	15,78
Suppen, Tassensuppen (1 Portion)			
Big Cup, Feine Bohnen	147	4	24,48
Big Cup Feine Linsen	170	3	15,88
Big Cup Minestrone	103	1	8,73
Heiße Tasse, Champ.-Creme/Croutons	60	2	30,00
Heiße Tasse Chines. Gemüse-Suppe, süß-sauer	48	1	18,75
Heiße Tasse Hühnersuppe	33	1	27,27
Heiße Tasse Schweizer Käse-Suppe/Croutons	92	3	29,34
Heiße Tasse Spargel-Creme-Suppe	60	2	30,00
Heißer Becher, Chines.-Nudel-Suppe	150	3	18,00
Heißer Becher Rindfleisch-Nudel-Suppe	80	1	11,25
Heißer Becher Tomaten-Nudel-Suppe	144	2	12,50
Suppen Drink Tomatencremesuppe mit Croutons	77	2	23,37
5 Minuten Terrine, Nudeltopf mit Rindfleischklößchen	144	3	18,75
5 Minuten Terrine, Spaghetti Bolognese	273	7	23,07
Suppen und Eintöpfe aus Dosen, Gläsern oder eingeschweißt (1 Portion)			
Bassermann Dose Ratatouille ca 400ml	157	4	22,92
Erbsentopf, Dose, ca 550g	182	6	29,67
Doppelte Kraftbrühe, Dose, 400ml	34	+	0,00
Gulaschsuppe, Dose, 400 ml	185	4	19,45
Klare Ochsenschwanzsuppe, 400ml	78	2	23,07
Maultäschle-Suppe, Dose, 400ml	117	1	7,69
Texicana, Bohnen, „Pueblo“, 300ml	270	8	26,66
Müller s Mühle, 200ml, Graupensuppe	112	3	24,10
Chinesische Hühnersuppe, 200ml	72	2	25,00
Suppeneinlagen (1 Beutel o. 1 Portion)			
Nudelschnecken mit Spinatfüllung	141	2	12,76
Suppen aus Tüten (1Teller o. 1 Portion)			
Basis-Suppe Tomaten-Suppe mit Reis	66	1	13,63
2 Teller Chinesische Wan Tan Suppe	110	3	24,54
3 Teller Chinesische Gemüsesuppe	69	4	52,17
3 Teller Tomatensuppe Gärtnerin Art	81	2	22,22
2 Teller Linseneintopf mit Speck	193	3	13,98
2 Teller Spätzletopf mit Fleischklößchen	94	2	19,14
4-Teller Hühnersuppe	60	1	15,00
Kartoffelsuppe	64	+	0,00
Kartoffels./Kräuter + Croutons	103	3	26,21
Klare Suppen aus Würfeln oder Instantpulver (für 250 ml)			
Brühe gekörnt	8	+	0,00
Gemüse-Hefebrühe	7	+	0,00
Gemüsebrühe, klar	10	+	0,00

+ = nur Spuren von Fett

Fertiggerichte, Fertigprodukte	kcal	Gramm Fett	% Fett
Fertiggerichte light (1 Pckg.- 1 Portion)			
Du darfst, klass. Gericht 400g, Curryhuhn	363	11	27,27
Du darfst Kasseler, 400g	268	8	26,86
Du darfst Rindergulasch, 400g	370	10	24,32
Du darfst Schweinebraten, 400g	239	7	26,35
Du darfst Schweinegeschnetzeltes, 400g	310	10	29,03
Du darfst Fisch Fertiggericht, 350g-Kabeljaufilet	315	7	20,00
Du darfst Pilzragout, 350g	230	6	23,47
Du darfst Tomaten-Zucchini Gemüse, 350g	222	2	8,10
Du darfst Asia Fertiggericht Chop Suey, 350g	314	6	17,19
Du darfst Huhn süß-sauer, 350g	320	4	11,25
Du darfst Mediterr. Gemüsetopf Sizilien, 350g	306	10	29,41
Du darfst Huhn Toscana, 350g	332	8	21,68
Du darfst Putenbrust in Salbeisoße, 350g	347	11	28,53
Pudding, Cremes, Süßspeisen (Instant, 1 Portion, 1/4Packung)			
Aranca, div.	70	1	12,85
Flana Sckokolade	106	3	25,47
Pudd., Frucht-, Mand.-, Sahne-G.	106	3	25,47
Fruchtkaltschale Instant	160	+	0,00
Fruttina Aprikose Geschmack	85	+	0,00
Gala Echt Karamel	116	3	23,27
Galetta Schokolade	112	3	24,10
Garant Grießpudding	106	3	25,47
Götterspeise, div. Geschmack	72	+	0,00
Rote Grütze	84	+	0,00

Unterwegs essen	kcal	Gramm Fett	% Fett
Unterwegs essen - Imbiß (1 Portion)			
Gartensalat	30	+	0,00
Pfannkuchen/Crepes mit Zucker	390	13	30,00
Tomatenketchup, 20g	22	0	0,00
Milchshake, Erdbeergeschmack	290	8	24,82
Milchshake Vanillegeschmack	293	8	24,57
Milchshake Schokoladengeschmack	302	8	23,84
Soft Eis, mit Karamelsoße	282	6	19,14
Soft Eis mit Schokoladensoße	279	8	25,80
Im Restaurant und in der Kantine (1 Portion)			
Kartoffeln, gebacken, 1 Stück, 200g	170	+	0,00
Rote Grütze mit (wenig!) Schlagsahne	328	10	27,43
Schweinefleisch süß-sauer, mit Reis	455	15	29,67
Spaghetti mit Tomatensoße klass.	584	12	18,49
Tortellini mit Tomatensoße	500	14	25,20
Obstsalat ohne Sahne	157	1	5,73
Osso Buco, ohne Beilagen	539	14	23,37

Knabberspaß	kcal	Gramm Fett	% Fett
Knabbereien			
Wolff Salzgebäck (100 Gr. oder 1 Packung)			
Wolff Stickletti	342	3,9	10,00
Wolff Stickletti + Brezli	350	4,8	10,00
Wolff Maxi Brezli	362	6,1	15,00

+ = nur Spuren von Fett

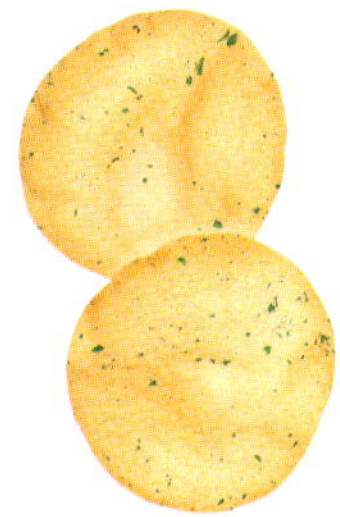
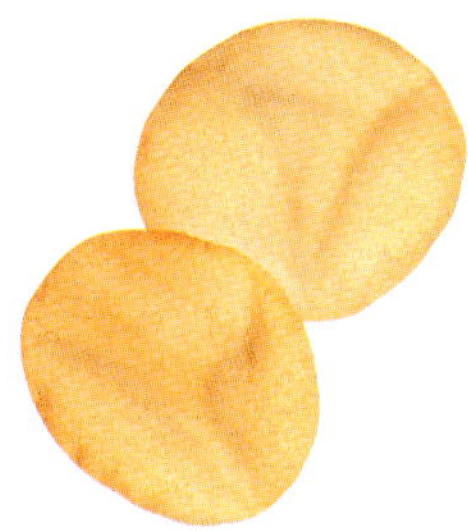
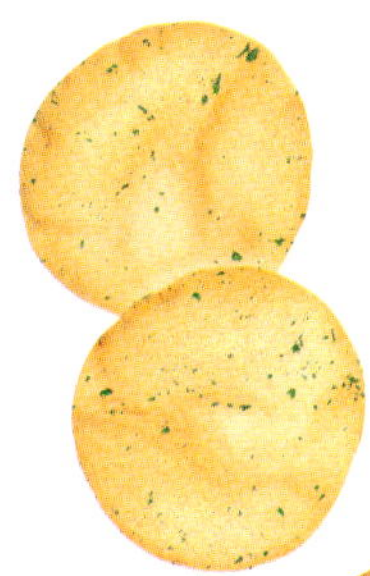
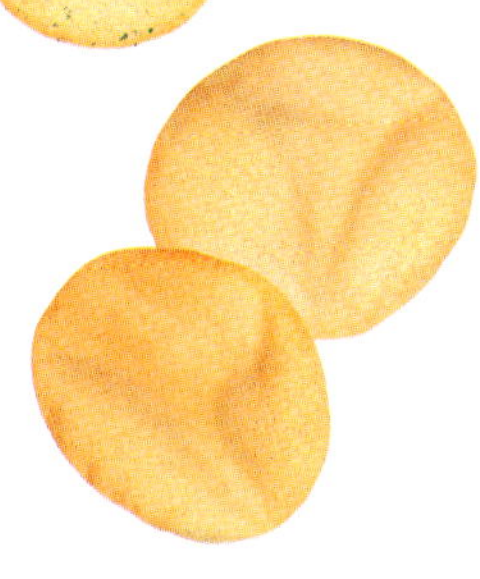

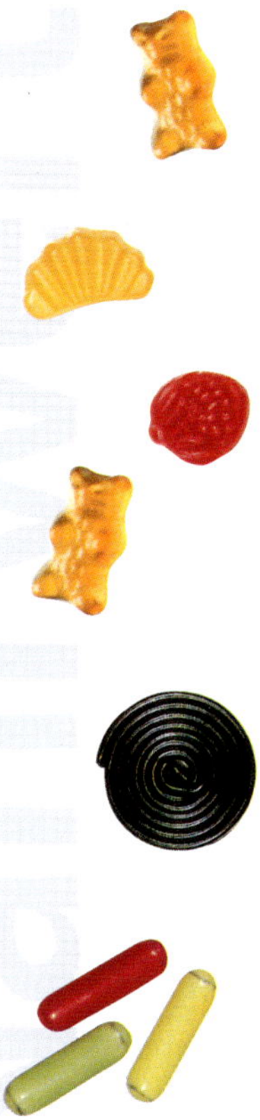

Knabberspaß	kcal	Gramm Fett	% Fett
Knabbereien			
Wolff Große Goldbrezel	362	6,1	15,00
Wolff PomPomeris Original	417	9,3	20,00
Wolff PomPomeris Crème Fraîche	417	9,3	20,00
Wolff PomPomeris Pepper	417	9,3	20,00
Kroepoek	340	1	2,64
Reis-Scheib.Käse, 150g	570	2	3,15
Riegel, Bonbons etc.			
Corny fruchtig herb, Riegel, 25g	104	3	25,96
Schoko-Schaumkuß, 1 Stück	105	3	25,71
Schoko-Schaumkuß Mini, 1 Stück	37	1	24,32
Haribo, Lakritz-Konfekt, 100g	354	3	7,62
Haribo Fruchtgummi, 100g	340	+	0,00
Haribo Goldbären, 100g	340	+	0,00
Haribo Lakritz-Schnecken	294	+	0,00
Haribo Tropi Frutti, 100g	350	0	0,00
Haribo Pasta Frutta, 100g	326	0,1	0,28
Haribo Saure Pommes, 100g	340	0	0,00
Haribo Goldbären, 100g	340	0	0,00
Haribo Happy Cola, 100g	340	0	0,00
Haribo Glücksbox, 100g	340	0	0,00
Haribo Konfekt, 100g	354	3	7,62
Haribo Schnecken, 100g	294	0	0,00
Haribo Stafetten, 100g	345	0	0,00
Haribo Color-Rado, 100g	342	2	5,26
Nimm 2, 1 Stück	25	+	0,00
Werther s Echte, 1 Stück	23	+	0,00
Süßes aus dem Reformhaus			
Multifrucht, 100g	374	11	26,47
Multifrucht Ingwer Honig Gelee, 150g	519	14	24,27
Multifrucht Gelee, 150g	531	14	23,72
granoVita, Riegel, Apfel-Zimt, 25g	94	2	19,14
Fruchtschnitte Kirsch	174	3	15,51
Apfelstrudel, 75g	281	8	25,62
Rotbäckchen, Multifrucht, 50g	188		23,93
Fruchtdesserts (Glas, 500g)			
Kühne Rote Grütze Gartenfrucht, 100g	99	0,2	1,80
Kühne Rote Grütze Waldfrucht, 100g	101	0,5	4,45
Kühne Rote Grütze Sauerkirschen, 100g	128	0,2	1,40
Sauerkirsche leicht	360	1	2,50
Waldfrucht	490	3	5,51
Waldfrucht, leicht	290	3	9,31
Preiselbeeren, 200g	390	2	4,61
Rumtopf, 50g	76	+	0,00
Dessertsoßen aus der Flasche 1 Portion = 50ml			
Schwartau Schokoladensoße	134	2	13,43
Schwartau Wildbeerensoße	100	+	0,00
aus Soßenpulver (1Portion, 1/4 Packung)			
natreen, Vanille, 85g	49	1	18,36

+ = nur Spuren von Fett

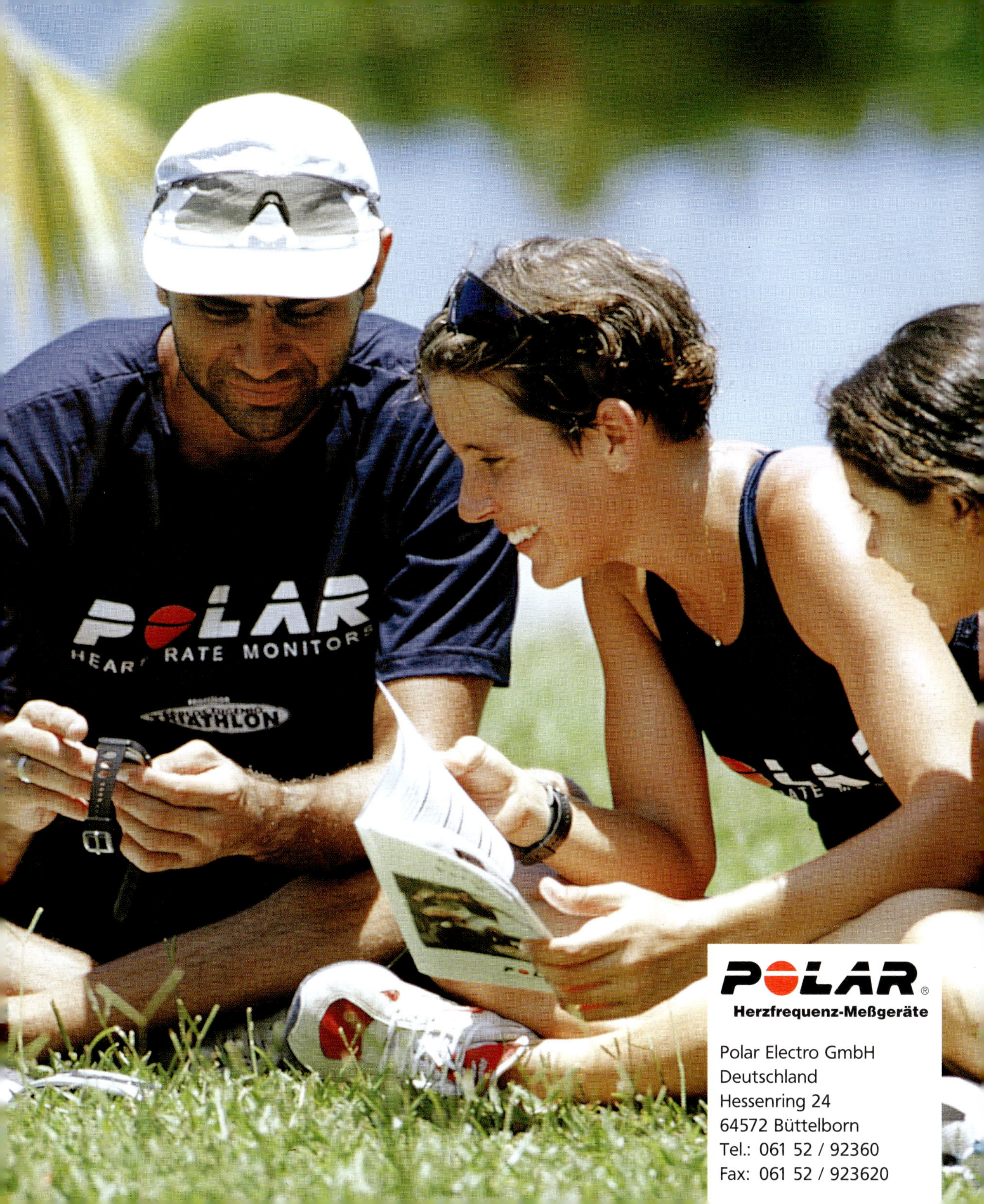
POLAR
RATE MONITORS
ATHLON

Knabberspaß	kcal	Gramm Fett	% Fett
Eis-Großpackungen (Portion/Gramm)			
dän. Sorbet Rasberry, 100g	152	+	0,00
Familienpackung 200g, Citronen Sorbet	228	+	0,00
Familienpackung 200g, Creme Birne	342	11	28,94
Portionseis (1 St./Becher/Waffel/Tüte/Stiel/Riegel)			
Malibu, 50g	72	2	25,00
Capri	53	+	0,00
Opal Fruits, Schw. Johannisbeere	75	+	0,00
Ciano Erdbeer	127	3	21,25
Extreme Joghurt	183	6	29,50
Jive Waldfrucht	153	5	29,41
Lolli-Pop	54	0	0,00
Pralinen (1 Stück/Packung)			
After Eight	45	1	20,00

Notizen

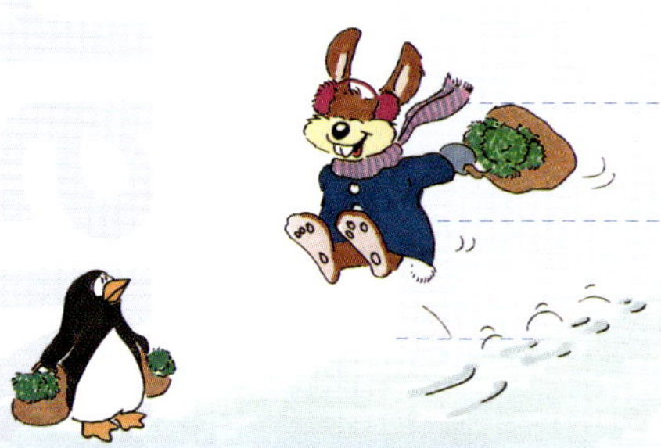

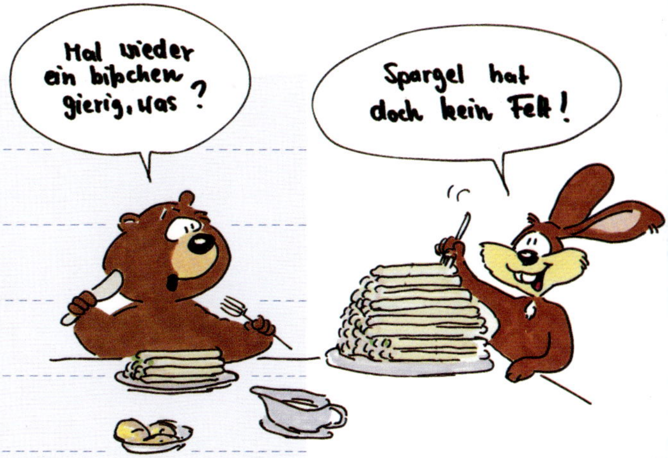
Mal wieder ein bißchen gierig, was?
Spargel hat doch kein Fett!

Notizen

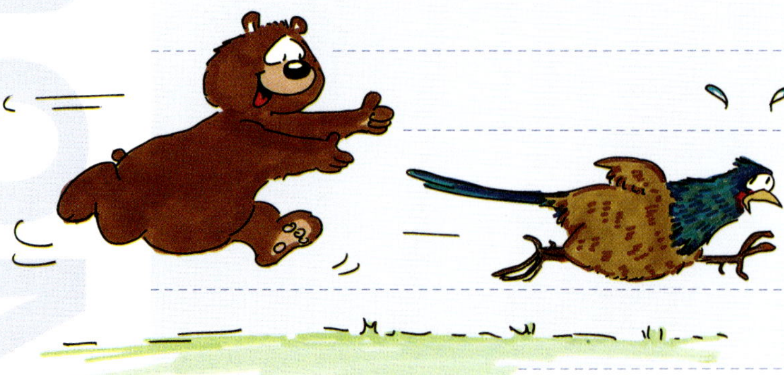

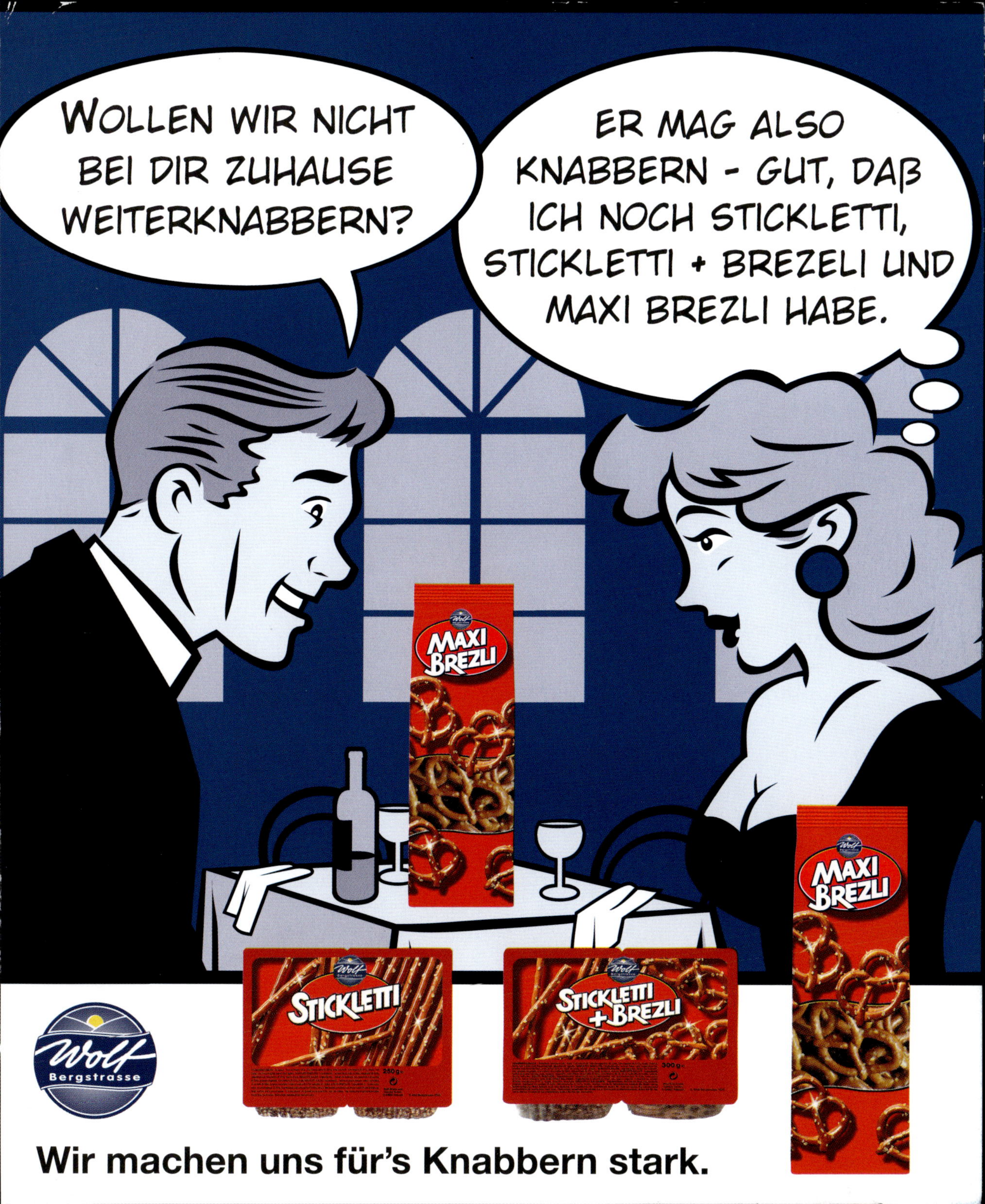
WOLLEN WIR NICHT BEI DIR ZUHAUSE WEITERKNABBERN?
ER MAG ALSO KNABBERN - GUT, DAß ICH NOCH STICKLETTI, STICKLETTI + BREZELI UND MAXI BREZLI HABE.
MAXI BREZLI
STICKLETTI
STICKLETTI + BREZLI
MAXI BREZLI
Wolf Bergstrasse
Wir machen uns für's Knabbern stark.

Abnehmen und genießen

Mit LowFat 30 garantiert abnehmen – diese Bücher haben die Rezepte, die zum Wunschgewicht führen.

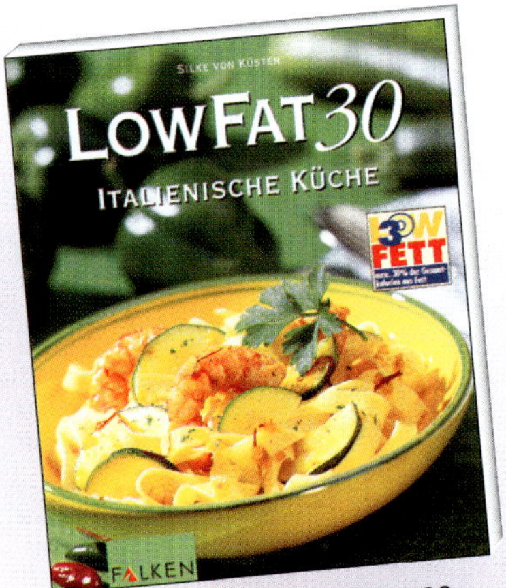

ISBN: 3-8068-2378-2, DM 16,90

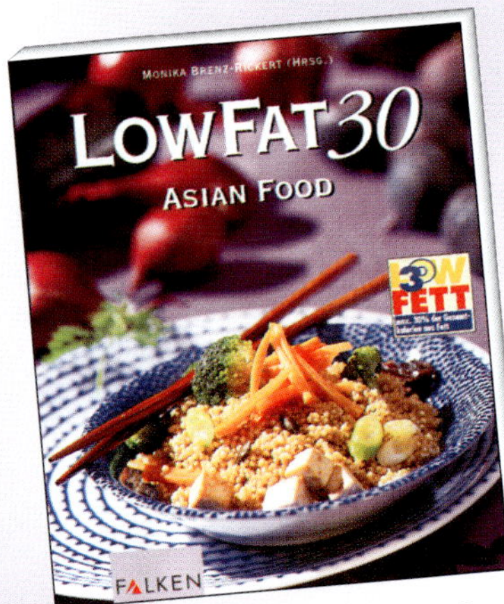

ISBN: 3-8068-2285-9, DM 16,90

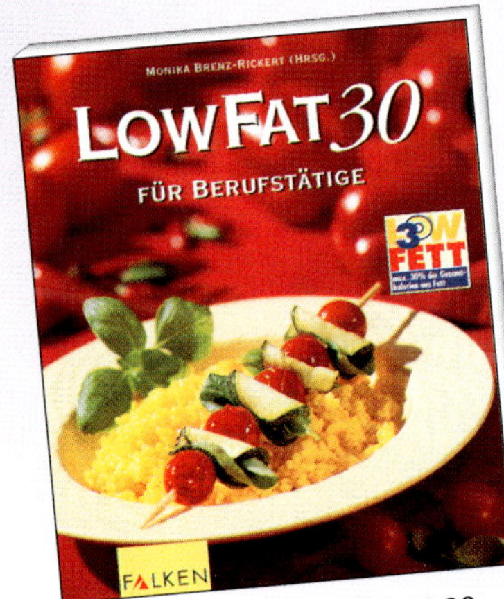

ISBN: 3-8068-2377-4, DM 16,90

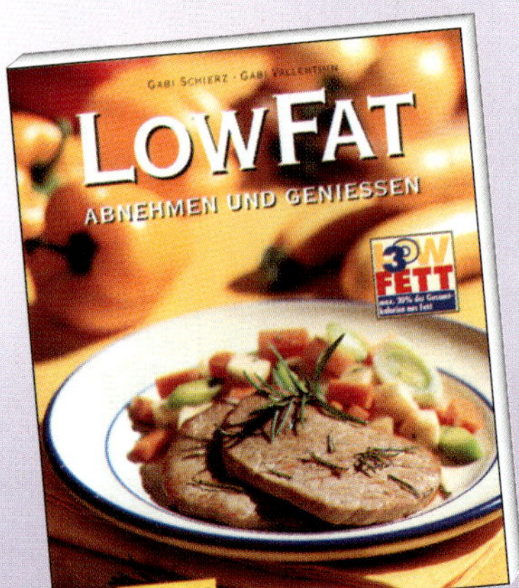

ISBN: 3-8068-2345-6, DM 19,90

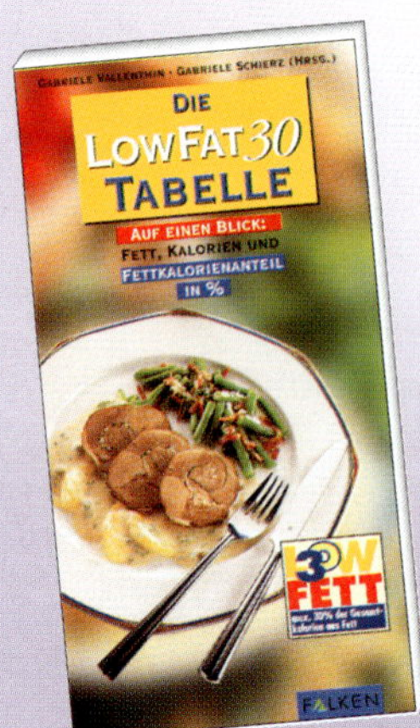

ISBN: 3-8068-2048-1, DM 14,90

Im Frühjahr 1999 erscheinen zwei weitere Bücher zum Thema:

- LowFat 30 für Naschkatzen
- LowFat 30 Party Food

Stand der Preise 1.1.1999 · Änderungen vorbehalten

FALKEN